Frank Köhnlein

Kreisverkehr

Das zweite Hepp-Buch

Starks-Sture Verlag
Bücher die das Leben schreibt

Die Handlung und die handelnden Personen dieses Buches sind frei erfunden. Jede Ähnlichkeit mit toten oder lebenden Personen oder Persönlichkeiten des öffentlichen Lebens ist nicht beabsichtigt und wäre rein zufällig.

Starks-Sture Verlag

Bücher die das Leben schreibt

ISBN 978-3-939586-34-0

Neuauflage

Sonnenstraße 12, 81539 München

www.starks-sture-verlag.de

Covergestaltung: Clemens Maurer

Korrektorat: Christine Wraight

Druck: Standart Impressa, Vilnius

Meinem Zahnarzt.

1

Im Nachhinein konnte der Hepp das gar nicht so genau sagen, wie es dazu gekommen war. Jedenfalls stand da plötzlich die Mutter von der Lydia im Büro vom Hepp, und das war halt wirklich der ungünstigste Moment. Nämlich wenn du als Kinderpsychiater in der Therapie eine Vierzehnjährige auf dem Schoß sitzen hast, da muss man kein Rechtsanwalt sein, um zu wissen, dass das deiner Karriere eine ganz unerwartete Wendung geben kann, zumindest wenn es jemand mitbekommt.

Aber ich muss den Hepp ein bisschen in Schutz nehmen, weil er hat das ja gar nicht gewollt. Also Sie werden sagen, das weiß ich ja selber, dass kein Kinderpsychiater will, dass bei so etwas die Mutter von der Patientin reinkommt, wenn man gerade eine neue Therapieform ausprobiert, die so auf jeden Fall nicht in der „Zeitschrift für Kinder- und Jugendpsychiatrie und Psychotherapie" empfohlen wird.

Aber da haben Sie etwas falsch verstanden, weil: Der Hepp wollte klar nicht, dass die Frau Polizeipräsident mitten in die Therapiestunde platzt. Aber vor allem wollte er nicht, dass sich die Lydia auf seinen Schoß setzt, nur, das war alles so schnell gegangen, und schon stand die Frau Polizeipräsident in der Tür, und bis der Hepp das verstanden hatte, wegen Alter, da brauchst du einfach länger, bis das von der Netzhaut über die Sehrinde in den visuellen Assoziationscortex umgeschaltet wird, vor allem wenn gerade an dem Tag auch noch die blöden Nespressokapseln ausgegangen sind, da hätte die nervöse Frau Polizeipräsident beim Hereinkommen noch Schillers Glocke aufsagen können oder ein Grundlagenreferat über den kategorischen Imperativ halten, bis der Hepp kapiert hätte, dass das jetzt eine etwas komische Situation ist, die die Frau Polizeipräsident da gerade sieht.

Man liest ja viel, aber wenn dann der eigene Mann gerade auch noch der Polizeipräsident ist, da hat man dann eben schnell eine Interpretation zur Hand, wie die „Therapie" beim Doktor Hepp offenbar aussieht. Und dann versteht man als Frau Polizeipräsident halt auch auf einmal, warum die Lydia immer sagt, Therapie ist scheiße.

Gut, Therapie ist natürlich sowieso scheiße, meistens, aber die Frau Polizeipräsident hat bis dahin noch nicht so genau gewusst, wie scheiße die Therapie bei dem Herrn Hepp genau ist.

Da hat der Herr Polizeipräsident fast schon den Professor Keller, den Chefarzt vom Hepp, am Telefon gehabt, bis der Hepp gemerkt hat, dass seine Hände auch wo sind, wo sie wirklich nicht hingehören, nämlich an der Hüfte von der Lydia, weil das ist gar nicht so ganz einfach, eine Vierzehnjährige von dir wegzubekommen, wenn die mal beschlossen hat, auf dir zu sitzen, vor allem, wenn du sie eigentlich nicht anfassen darfst.

Weil Jugendliche anfassen, Sie, das ist ein bisschen wie so einen Fünfhundert-Kilo-Blindgänger aus dem Zweiten Weltkrieg mitten im Wohngebiet entschärfen, mit dem Taschenmesser. Das kann gut gehen, aber auch nicht. Jetzt gut, der Hepp, der hat schon manchmal auch Jugendliche angefasst, aber Schultertrosthand und Hüftschiebehand, das sind auch juristisch Welten.

Die Lydia hat nur gesagt „Zum Glück kommst du, Mami", und das war auch ungünstig für den weiteren Verlauf, aber der Hepp hat ja gewusst, dass er mit so etwas mal rechnen muss, gerade bei der Lydia, weil Lydia blitzgescheit, im Gymnasium eine Klasse übersprungen und sogar im Hebräisch die Schulbeste, aber halt beim Kiffen erwischt von den Mitarbeitern vom Papa, und das war für den Herrn Polizeipräsident jetzt schwierig, weil drei Gramm, da kann man sagen, Eigenbedarf, aber vierhundertfünfzig Gramm, schwierig, das mal schnell wegzurauchen und trotzdem noch im Hebräisch die Schulbeste zu sein.

Als wär das nicht schon peinlich genug, hat halt ausgerechnet zu der Zeit in der Asservatenkammer ein halbes Kilo Roter Libanese gefehlt, da haben die im Rauschgiftdezernat angefangen zu rechnen, nur, so arg lang mussten selbst die nicht rechnen, da stand es plötzlich um die Karriere vom Herrn Polizeipräsident so wie jetzt um die vom Hepp. Und jetzt raten Sie halt mal, was die Lydia damals dem Herrn Jugendanwalt gesagt hat, woher der Stoff kommt, da wäre am Abend dem Herrn Polizeipräsident aber fast die Hand ausgerutscht, Herrgott noch mal, du Dreckstochter.

Den Roten Libanesen haben sie dann gefunden, den hatte der Asservatenarchivar aus Versehen bei den Magic Mushrooms verräumt, weil er hat gedacht, Roter Libanese passt zu rotem Fliegenpilz. Kann aber auch sein, dass der Herr Polizeipräsident abends schnell mal selber fünfhundert Gramm Roter Libanese in den Keller getragen hat. Das hat die Lydia jedenfalls dem Hepp dann in der Therapie gesagt, aber ich weiß wirklich langsam auch nicht mehr, was man der Lydia glauben soll und was nicht, da wirst du ja komplett psychotisch bei dem Hin und Her.

Der Jugendanwalt hat der Lydia erklärt, sie muss eine Woche im Altersheim in der Küche mithelfen, als Strafe, und das hat die Lydia auch gemacht, zwei Tage in den Sommerferien, dann hat sie leider eine Sommergrippe bekommen, Arztattest, schade um die schöne individuelle Strafe, die sich der Herr Jugendanwalt da ausgedacht hat für die Tochter von seinem Exkommilitonen.

Und die Geldbuße hat die Oma bezahlt, aber das müssen Sie ja jetzt nicht dem Herrn Polizeipräsident petzen, es langt ja, wenn die Lydia das dem Hepp erzählt hat. Schweigepflicht. Nur die „verfickte" Therapie, da hat der Jugendanwalt gesagt, das wäre ganz wichtig, da konnte die Lydia ja schlecht ihre Oma schicken, obwohl, vielleicht wäre das ja besser gewesen, weil die Oma hätte sich dem Hepp sicher nicht auf den Schoß gehockt, und wahrscheinlich hätte die Oma dem Hepp auch mehr erzählt. Oder vielleicht gar nicht mal mehr, aber halt anderes, weil wenn Sie irgendwann mal Jugendpsychiater sind, dann werden Sie bald feststellen, diese Großeltern sehen die Dinge oft ganz anders, nicht unbedingt richtiger, gar nicht, aber anders.

Das hätte uns allen jedenfalls viel erspart, vielleicht, wenn der Jugendanwalt gesagt hätte: „Lydia, zur Strafe muss deine Oma ein Jahr in Therapie bei einem Jugendpsychiater." Nur, so was kommt praktisch nie vor, weil auch der Jugendanwalt hat schaurig Angst vor dem Berufungsgericht, wenn Lydias Oma nämlich gesagt hätte: „So a Bledsinn, i kimm do ned amal in da Wochn extra aus Österreich da her für a Therapie beim Kinderpsychologn – bei oller Liab für mei Enkelin."

Also, da musste die Lydia halt schon selber hin, aber vierzig Stunden, das kannst du auch auf zwei Arschbacken abhocken, bei vierhundertfünfzig Gramm hätte das übler kommen können, also wenn ich richtig gerechnet hab, pro elf Gramm etwa eine Therapiestunde, das ist ein fairer Preis, weil der Herr Jugendanwalt und der Herr Polizeipräsident wollten ja nicht ihre gemeinsamen Mountainbiketouren in Graubünden mit so einem Unsinn belasten. Und die Oma hat dem Hepp ja dann viel später schon noch viel erzählt, nur jetzt müssen wir leider erst mal hier weitermachen, aber ich habe es nicht vergessen, das kommt dann schon noch, später.

Weil: Jetzt haben wir wegen all dem Drunterunddrüber mit der Lydia fast übersehen, dass bei der Geschichte ein paar Sachen nicht recht zusammenpassen, und da kann ich Ihnen einmal den Unterschied zwischen dem Architekten und dem Psychoanalytiker erklären. Weil der Architekt, wenn der sieht, dass das schöne neue Heimatmuseum, das er für den Architekturwettbewerb entworfen hat, alles Glas und mit einem gewaltigen schwarzen Marmorsockel, überhaupt nicht zu dem mittelalterlichen Marktplatz passen mag, dann muss man das halt passend machen, also schnell weg mit ein, zwei Fachwerkhäusern, bevor noch so ein aufgabenreduzierter Spätromantiker im Baudezernat auf die Idee kommt, man könnte das morsche Zeug unter Denkmalschutz stellen. Und wenn sie halt doch schon unter Denkmalschutz stehen, dann noch eine Etage auf das Kunstmuseum, dann sieht man das kleingeistige Mittelalterzeug nicht mehr, und bei dem Schattenwurf vom neuen Museum will da sowieso niemand mehr wohnen und schon gar nicht seinen Buchladen untendrin haben. Ohne Tageslicht sind die Häuser bald nicht mehr so emotional besetzt, das hilft perspektivisch.

Jetzt beim Hepp oder bei solchen Psychotherapeuten ist das anders. Wenn ein Hepp merkt, oh, da passt aber was nicht zusammen, weil wenn die Lydia sagt, Therapie ist scheiße, aber sie erzählt mir Stunde für Stunde jede Menge Geheimnisse, zum Beispiel das mit der Geldbuße und der Oma, dann passt das nicht zusammen, das finde ich interessant.

Und statt dass der Hepp dann alles tut, damit die Lydia die Therapie nicht mehr scheiße finden muss, damit es zusammenpasst sozusagen, zum Beispiel mit der Lydia sympathisieren und gemeinsam den Jugendanwalt für einen Vollspacko halten, beobachtet der Hepp einmal ganz genau, warum die Lydia was anderes tut, als sie sagt. Das können Sie sich merken, das machen die Psychiater gern, dass sie schauen, wo etwas nicht passt, also zum Beispiel, wenn die Leute sagen: „Wenn das so weitergeht, dann bring ich mich um", aber Urlaubsreise nach Costa Rica nächstes Frühjahr buchen.

Jugendliche jetzt sind aber sowieso die ganze Zeit so, praktisch Jugendlichenberufskrankheit: „Die Merve ist voll die Assischlampe" sagen und am gleichen Abend mit ihr in der Kiste landen, mit der Assischlampe. Das muss man halt wissen, dass das bei Jugendlichen normal ist, obwohl, sogar der Hepp hat eine ganze Weile gebraucht, bis er das glauben konnte, was sein früherer Chef ihm damals gesagt hatte, nämlich, wenn die Jugendlichen dir „Doktor Depp", „Doktor Sepp" oder „Doktor Nepp" anhängen, dann sind sie schon an dir interessiert, dann machen sie dir ein Beziehungsangebot, jedes „Vollopfer“ und „Scheißtherapie“ ist ein Adelsprädikat.

„Die machen etwas mit Ihnen, Hepp, und aus der Deckung ihrer verbalen Attacke beobachten die ganz genau, ob Sie daran zugrunde gehen – und wenn nicht, ob Sie sie trotzdem noch mögen. Wird mich der Therapeut verstoßen? Seien Sie froh, Hepp, das ist das beste Kompliment für Ihre Beziehungsfähigkeit.“

Da hat der Hepp früher oft denken müssen, na ja, so kann man sich seine therapeutischen Misserfolge auch analytisch schöndeuten – aber im Lauf der Jahre hat er gemerkt, wenn ein Jugendlicher dich wirklich nicht mag, dann sieht das ganz anders aus.

Die gab es natürlich auch, jede Menge. Der Hepp hat mal eine Jugendliche gefragt, warum sie eigentlich zu ihm in Therapie kommt und nicht zu jemand anderem, und da brauchst du schon ein bisschen einen radikalpsychoanalytischen Hintergrund, um dir das schönzudeuten, wenn sie sagt: „Weil wir nur zwei Straßen weiter wohnen.“ Der Hepp hat gedacht, ah, ich weiß, das ist ein Beziehungsangebot, super, Adelsprädikat, und er hat nachgefragt, ob sie auch zu ihm kommen würde, wenn er zwei Bushaltestellen weit weg arbeiten würde, und wenn die Jugendliche jetzt wenigstens „Sicher nicht!“ gesagt hätte, dann hätte der Hepp das schöndeuten können, aber die Jugendliche hat ihn nur angeschaut, als ob er sie gefragt hätte, ob sie nicht ein bisschen auf seinem Schoß sitzen mag.

Da passt etwas nicht, hat der Hepp bei der Lydia oft gedacht. Sehr oft. Eigentlich ständig. Die Frau Polizeipräsident hat das wahrscheinlich auch gedacht, als sie den Hepp mit ihrer Tochter auf dem Schoß gesehen hat, da passt etwas nicht, aber leider kein psychoanalytischer Hintergrund, sondern Soziologiestudium und zwei Jahre Frauenberatungsstelle, da war das schon von vornherein nicht mehr so recht ergebnisoffen, wie die Frau Polizeipräsident die Situation interpretieren würde.

Der Hepp war zwar nicht besonders schnell im Denken, aber im Fühlen schon, und das hier hat sich nicht nur so angefühlt, als wäre er aus Versehen am Damentag in die Sauna gestolpert, sondern eher so, als hätte der liebe Gott ihn im BVB-Trikot in eine Vereinssitzung der Gelsenkirchener Ultras gesetzt, sozusagen Mutprobe.

Psychiater kennen sich mit schwierigen Situationen aus. Einmal, im Notfalldienst, war der Hepp einem Mann gegenübergesessen, der die ganze Zeit in seiner Jackeninnentasche gefummelt und erklärt hat, da ist die Walther drin, und die wird alle Probleme lösen. Da kannst du einfach alles vergessen, was sie dir beigebracht haben über Suizidalitätsabklärung, weil wenn du da lange nachdenkst, dann liegst du schnell neben dem gleichen Kerl im Kühlhotel von der Lisa, falls Sie die noch kennen, die flotte Rechtsmedizinerin mit den Haaren, die.

Da war der Hepp richtig froh, als der seine Exfrau als Geisel genommen hat und mit ihr in den Wald verschwunden ist, Walther am Kopf, aber merkwürdigerweise an seinem eigenen, da hat die Polizei erst gar nicht gewusst, wie sie das verstehen soll, aber der Hepp hat es ihnen erklärt, und später ist er dann in der Zeitung gekommen, der Hepp, und in den Tagen danach haben viele angerufen, die ihre Männer zur Therapie beim Hepp anmelden wollten.

Das klingt jetzt nicht sehr glaubhaft, aber der Hepp hat genau an das denken müssen, als die Frau Polizeipräsident dastand, mit offenem Mund, aber schon nicht so weit offen wie die Resi bei der Premiere vom „Matthias, der Wilderer" in Sonthofen, von so einem offenen Mund kann der hektische Zahnmedizinstudent nur träumen, aber die Resi, die muss das ja auch machen, weil sonst sieht man es von den beschissenen Plätzen hinten in der Mehrzweckhalle ja nicht.

Aber der Polizeipräsidentenehefrauenmund war immerhin weit genug offen, dass der Hepp gewusst hat, es ist egal, was ich jetzt sage. Und darum hat er gar nichts gesagt dazu, sondern nur, dass er gerne morgen einen Termin mit ihr und ihrem Mann machen wolle, und mit der Lydia wolle er auch einen Termin machen, morgen. Und dann war das ein bisschen eine beklemmende Situation, weil alle waren still, nur, das „So weit kommts noch" hat die Frau Polizeipräsident gar nicht sagen müssen, das hat der Hepp derart laut sozusagen für die Frau Polizeipräsident gedacht, dass es praktisch alle im Raum oder eigentlich alle weltweit hören konnten.

2

Der Professor Keller hat das gut gemacht, alle Achtung. Weil der Herr Polizeipräsident hat nicht nur seine Frau mitgebracht zum Gespräch, sondern auch noch seinen Anwalt, einen gnomenhaften, linkischen Oberzwängler mit so einem halben Oberlippenbart, weiß nicht, nur direkt über der Lippe oder direkt unter der Nase, aber nicht bis zur Lippe, jedenfalls schlimmer als ein Chemielehrer, ein ausgewiesenes Juristen-Zomboid, der noch jeden Krankenkassensachbearbeiter ins Zwangsarbeitslager nach Novosibirsk gebracht hätte, wenn der mal den Inhalt vom Locher als Konfetti mit heimgenommen hätte. Und jetzt gibt es bei Psychiatern ja wenige Sachen, wo man hysterisch schreien könnte: „Kunstfehler, Kunstfehler!“

Bei den Chirurgen ist das anders, da blickst du schnell mal dem gnomenhaften Zomboid in die Augen, und zwar nicht nur, wenn du das falsche Bein wegmachst, beileibe nicht. Beim Psychiater ist das schwieriger, weil selbst wenn du dem Patienten nach fünfzig Jammersitzungen sagst „Ja, Herr Kopper, dann sehe ich auch keine andere Möglichkeit mehr, als dass Sie sich auf dem Marktplatz selbst verbrennen. Auf Wiedersehen“, wenn dann der Kopper hingeht und sich selbst verbrennt, dann hat selbst der Juristengnom Schwierigkeiten, zu beweisen, dass der Kopper das nie gemacht hätte, wenn der entnervte Psychiater das nicht gesagt hätte, und die Witwe vom Kopper ist ganz tief drinnen sogar noch froh, dass das jetzt vorbei ist, und jetzt kann sie endlich die Freude wieder aus dem miefigen Abstellräumchen unter der Treppe rauslassen, wo der Kopper sie vor vier Jahren eingesperrt hat, und vielleicht bekommst du dann sogar als Psychiater ganz überraschend ein Fläschchen Rotwein von der Frau Kopper, obwohl du es gerade hier, wo du am meisten versagt hast, am wenigsten erwartet hättest, aber Sie, Psychiatrie, da ist oft der Norden im Süden und der Süden im Westen.

Das ist bei dem mit dem falsch weggeschnittenen Bein meistens anders, irgendwie eindeutiger, die werden gerne mal kämpferisch, wenn sie das Gefühl haben, dass man ihnen Unrecht angetan hat, gesundes Bein weg, krankes immer noch dran. Da kannst du als Chirurg vielleicht noch versuchen, zu argumentieren, die Lichtverhältnisse im OP waren an dem Tag ungünstig oder der Patient ist versehentlich in Bauchlage auf dem OP-Tisch gelegen, also sozusagen linksrum, aber ganz ehrlich, na ja.

Nur jetzt wenn du als Kinderpsychiater eine schon auffallend weit entwickelte Vierzehnjährige auf dem Schoß sitzen hast und die auch noch ganz erleichtert ruft „Mami, gut dass du kommst" oder so ähnlich, ich habe es jetzt nicht mehr wörtlich nachgelesen, aber jedenfalls von der Grundaussage her, da brauchst du als Vater gar nicht den Zwangsgnom mitnehmen, da muss man gar keine Worte mehr wechseln.

Der Hepp hat ja nur zu gut gewusst, selbst wenn man recht hat, nützt das nichts, weil man muss immer mit der Justiz rechnen. Und dann war der Hepp noch dazu nicht so geschickt, vielleicht weil er sich geschämt hat, und darum hat er versucht, zu begründen, wie das überhaupt so gekommen war mit der Lydia, das hatte er sich mit seiner Frau, der Caroline, am Abend vorher gut überlegt.

Aber der Professor Keller hat das ganz geschickt abgewürgt und gesagt, das unterliegt ja in gewisser Weise auch der Schweigepflicht, was in der Therapie geschieht, und natürlich habe er mit Herrn Doktor Hepp gesprochen (hatte er nicht) und werde er auch mit Lydia und Herrn Hepp noch ein Gespräch vereinbaren (hat er nicht) und ob man diesen bedauerlichen und sicher von Herrn Kollegen Hepp unprofessionell gestalteten Vorfall nicht zum Anlass nehmen sollte, einmal ein klinikübergreifendes Symposium zu veranstalten, an welchem auch seine gesamte „Mannschaft" aus erster Hand, aus polizeilicher und juristischer Sicht einmal über Arzthaftung, Kinderschutz oder Medizinrecht informiert werde (hat er dann tatsächlich organisiert).

Da hat der Keller, der alte Fuchs, den Gnom und den Herrn Polizeipräsident in bester Nibelungenmanier dort erwischt, wo die Abwehr bei den meisten, bei ihm und beim Hepp und bei Ihnen auch, am schwächsten ist, bei der Eitelkeit. Bei mir auch übrigens, damit Sie sich nicht so alleine fühlen auf der Schambank der Ertappten.

Der Gnom hat noch ein bisschen poltern müssen, aber längst nicht mehr so rumpelstilzig wie noch im Vorzimmer vom Professor, und der Polizeipräsident war auch zufrieden, er hatte genug am Hals mit den linken Demokratiefeinden und Staatszersetzern, die wegen dem neuen Tränengas den Europäischen Gerichtshof eingeschaltet hatten, obwohl das sogar ökologisch einwandfrei hergestellt wird mit Zertifikat, in Bangladesch, und überhaupt, zwei Jahre vor der Pensionierung hat er nicht auch noch mit Schmuddelsachen in die Zeitung kommen wollen, der Herr Polizeipräsident.

Die Caroline hatte den Hepp verstanden, bevor er es erklärt hatte. Die Caroline hat das verstanden – wahrscheinlich noch bevor es passiert ist, eigentlich noch vor der Geburt von der Lydia.

Das ist bei den Partnern von Psychiatern so, dass die im Lauf der Jahre selbst irgendwie Psycho werden, entweder so oder halt so. Bei der Caroline war es zum Glück so gewesen und eben nicht so, und deshalb wusste sie genau, was da passiert war mit der Lydia und dem Hepp.

Natürlich hat der Hepp nicht von der „Lydia“ gesprochen wegen Schweigepflicht, aber so gut wie die Caroline ihren Hepp kannte, wusste sie wahrscheinlich sogar, dass diese „so eine Jugendliche“ in Wirklichkeit „Lydia“ heißt. Da können die Obergnome im

Justizministerium die wasserdichtesten Gesetze der Welt machen, bombenfeste Schweigepflicht mit Überrollbügel und allem Drum und Dran, gegen solche intuitiven Carolines helfen diese Gesetze überhaupt nichts, noch nicht einmal, wenn die laserartigen Entsetzensblicke der Frau Polizeipräsident dem Hepp direkt das Sprachzentrum im Hirn verbrutzelt hätten und er danach eine allerfeinste Aphasie mit nur noch Vokalen und Diphthongen hintereinander, „Aou ieuuo Ouae" ... Wetten, dass die Caroline auch dann noch sofort kapiert hätte, dass es wegen der Lydia war, die mitten in der Therapiestunde aufgesprungen war und sich dem Hepp einfach auf den Schoß gesetzt hat, weil sie gerade davon gesprochen haben, wie allein man manches Mal als Vierzehnjährige in der Welt herumsteht, so elend allein, so himmeleinsam, dass man am liebsten die Mutter und den Vater vor den Europäischen Gerichtshof zerren möchte wegen unzumutbarer elterlicher Härte, schlicht weil sie einen auf die Welt gestellt haben.

Der Hepp hatte – nachdem die Frau mit dem Laserblick und ihre Tochter verschwunden waren – lange regungslos in seinem Sessel gesessen, wie Vorstellungsgespräch für die Aufnahme ins Wachsfigurenkabinett, aber im Hirn Bergwerksarbeit, im Hirn Ruhrgebiet. Bei den Wachsfiguren weiß man ja nicht so genau, ob die nicht auch im Hirn Bergarbeiter, schon möglich, aber keinesfalls so wie beim Hepp, ausgeschlossen.

Was bedeutet das, Lydia? Was bedeutet das? Das hat der Hepp gedacht, und ganz ehrlich, wir würden wahrscheinlich eher denken, wer kennt einen guten Anwalt für Medizinrecht oder was mache ich, wenn ich morgen das „Seite-1-Girl" in der Dingszeitung ersetze, als „Seite-1-Pädo-Psychiater"? Aber der Hepp, fast ein bisschen weltfremd, denkt: Lydia, was bedeutet das? Oder vielleicht gar nicht mal so sehr: Lydia, was bedeutet das? Sondern eher: Lydia, bedeutet das wirklich das, was ich befürchte?

Dass eine Fünfjährige vielleicht noch nicht so recht auseinanderhalten kann, wo sie aufhört und wo der Erwachsene anfängt sozusagen, das mag ja normal sein. Aber eine Vierzehnjährige sollte das halt wissen, und wenn sich so eine Vierzehnjährige einem Erwachsenen einfach so auf den Schoß setzt, dann ist sie vielleicht betrunken oder sonst wie im Denken eingeschränkt, aber eine Gymnasiastin, da fragt man sich eben schon, warum hat die das nicht gelernt, dass der Heppschoß kein Sitzplatz für Jugendliche ist, weil es nämlich körperliche Grenzen gibt. Und wenn sie es gelernt hat: Warum hat sie es wieder verlernt? Der Hepp war natürlich auch Kinderschutzexperte, da sieht man schnell mal etwas in eine Jugendliche hinein, klar, aber hier war es doch eigentlich eindeutig, dass die Lydia mit den Grenzen so ihre Schwierigkeiten hatte. Vielleicht war sie es ja gewohnt, dass man Grenzen verletzt?

Und da hat der Hepp voll ins Schwarze getroffen. Ich kann es Ihnen ja schon mal verraten: Das war erst der Anfang vom Abgrund, das Amuse-Bouche für den Kinderpsychiater, aber das ganze Menü ungenießbarer als frisch Erbrochenes.

„Hier die Pics, die Sie haben wollten. Viel Spaß damit." Das hatte eine Jugendliche mal einem Kollegen vom Hepp geschickt, mit Mailanhängen, „Xenia-feucht.jpg", „Jana_hot.jpg" und so Zeug, und der Kollege hat die Bilder gar nicht aufgemacht, sondern er ist sofort zur Polizei, und die haben ihn freundlich begrüßt und gesagt, sie wissen schon Bescheid, sie wären sowieso gleich noch gekommen, um den Computer mitzunehmen, weil Anzeige durch eine Jugendliche. Und dann hast du solche Sachen auf dem Rechner, und der Staatsanwalt denkt, jetzt wirds aber spannend, endlich mal was Richtiges, nicht nur die öden Junkies, das mache ich ganz groß, weil auch der Staatsanwalt Jurist und am Weiterkommen interessiert, und Weiterkommen als Jurist am besten mit ganz schlimmen Gesellen und du als Jurist der große Zampano.

Der Kollege vom Hepp hat natürlich sonst nichts auf dem Rechner gehabt, was für den Staatsanwalt spannend war, und als dann auch noch zwei Lehrer und der Nachbar von dem Mädchen zur Polizei sind, weil sie halt auch plötzlich die feuchte Xenia auf dem Rechner hatten, da hat der Staatsanwalt halt wieder die öden Junkies anklagen müssen, und die Jugendliche haben sie für zwei Wochen in die Altersheimküche geschickt.

Aber der Hepp hat eh gewusst, das war es nicht, was die Lydia wollte, dem Hepp ans Bein pissen. Weil Lydia gescheit, die hätte das ganz anders gemacht. Und sie konnte doch nicht wissen, dass und wann ihre Mutter vergessen würde, dass man bei fremden Personen anklopft, bevor man ins Zimmer stolpert, und dass man wartet, bis man eine Antwort bekommt, das macht man ja nur bei den eigenen Kindern nicht, wegen Neugier, wenn die Tochter den ersten Freund heimgebracht hat.

Jetzt fragen Sie vielleicht: „Ja, aber hätte es denn der Hepp wissen müssen, dass die Mutter von der Lydia einfach so in die Therapiestunde hineinstolpert, ohne zu klopfen?“ Und da muss man sagen: Ja und Nein. Nein, weil damit rechnet man halt einfach nicht, dass es Leute gibt, die so was machen, jedenfalls nicht erwachsene Leute, schon gar nicht Ehefrauen von Ordnungshütern, also eigentlich anständige Leute. Aber eben Ja, weil vielleicht gerade die. Zum einen, weil wenn du mal die Frau vom Polizeipräsident bist, da gibt es gar keine Türen mehr, denkst du dir, sondern es ist nur noch eine Frage, ob der türlose Durchgang ins nächste Zimmer mit rotem Teppich ist oder ohne. So fühlt sich das an, wenn du Polizeipräsidentenfrau bist. Und eben auch Ja, weil der Hepp ja die Mutter von der Lydia gekannt hat. Der Hepp hat sich schon früher gewundert, dass die Frau Polizeipräsident immer alles unter Kontrolle haben muss: Lydias Termine, Lydias Freunde, Lydias Zahnspange, die Krankenkassenrechnungen, alles. Der Hepp hat manchmal gedacht, die hat sich nicht ohne Grund einen

Polizisten ausgesucht, das hilft ihr wahrscheinlich beim Kontrollieren.

Aber natürlich hat der Hepp noch ein bisschen weiter gedacht, das gehört zum Psychiatersein dazu, das kann man kaum abschalten, nicht einmal bei der eigenen Frau, höchstens bei sich selber. Wenn jemand so feste alles kontrollieren muss, wer weiß, was der früher durchgemacht hat. Wenn du mal erlebt hast, dass du nicht mehr alles im Griff hast, Lawine, Verkehrsunfall oder die Hände vom Jugendgruppenleiter, dann kann es halt beim einen oder anderen leicht passieren, dass er ab dann alles ganz gut kontrollieren muss, um eben die Kontrolle nicht noch mal zu verlieren. Der Hepp hat natürlich keine Ahnung gehabt, ob da so ein Jugendgruppenleiter bei der Frau Polizeipräsident gewesen war mit seinen Händen oder eben Tsunami oder Gasexplosion in der Kindheit, aber auffällig war das schon, wie sie alles so kontrolliert hat. Und wahrscheinlich hatte die Lydia daheim irgendetwas erzählt, die Therapie bei dem Hepp ist voll scheiße, mir ist das total unangenehm, Mama, der fragt so komische Sachen und schaut mich auch immer so voll psycho an, und das hat der Frau Polizeipräsident gereicht, da hat die Lydia ihr damit eine Filmspule in den Kopfprojektor geschoben, schon ging der Gruselfilm los: „In den Fängen des Doktor Hepp“ oder „Hepps Verfehlungen“. Und wenn du so einen Film mal gesehen hast, dann gibt es gleich doppelt keine Türen mehr, einmal wegen Polizeipräsidentenstatus, zum anderen wegen Kopfkinobesuch. So muss man sich das wohl erklären, hat der Hepp sich gedacht, die wollte kontrollieren, was der Hepp mit ihrer Tochter macht, und es war halt einfach ein blöder Zufall, dass genau in dem Moment die Lydia ihm hat zeigen wollen, was wirklich mit ihr los ist.

Nein, die Lydia hat mich nicht ans Messer liefern wollen, hat der Hepp gedacht, aber gell, das sagt man sich natürlich auch, damit es nicht so beschämend ist nach außen hin, zum Beispiel gegenüber der Sozialpädagogin, die den Hepp so fragend anschaut. Für den Selbstwert ist das besser, wenn man sagen kann: „Weißt du, eigentlich mag mich die Lydia." Aber der Hepp hat natürlich auch gewusst, selbst wenn ihn die Lydia mag, das ist natürlich auch wieder keine Garantie, dass sie ihn nicht absägen muss. Manchmal sägen die Jugendlichen halt noch gern am Ast, auf dem sie hocken.

Das ist vom Psychologischen her ein bisschen kompliziert zum Erklären. Vielleicht wenn man sich vorstellt, warum der Vater nachts seinem dreijährigen Sohn die Kehle durchschneidet, bevor er seine Noch-Ehefrau erschlägt und dann gegen den Baum fährt, der hasst ja seinen Sohn auch nicht. Wahrscheinlich ja im Gegenteil, der liebt seinen Sohn wirklich, aber das ist alles sehr kompliziert. Eigentlich, hat sich der Hepp gedacht, ging es bei dieser Sache gar nicht um mich, so wie es bei dem Vater nicht um den dreijährigen Sohn geht, sondern es ging um Lydia selbst. Die hat mir etwas sagen wollen. Aber wenn ich genauer wüsste, was sie damit meint, die Lydia ...

Dass die Sache dann doch in die Zeitung gekommen ist, war für den Hepp doch unerwartet. Aber manches Mal hat man einfach auch ein bisschen Glück im Unglück, weil am Tag davor ist auf dem Bodensee ein Hochgeschwindigkeitskatamaran mit einem Linienschiff kollidiert, und von der Realschulklasse haben sie quasi zum Glück für den Hepp zwölf Schüler nicht mehr und einen nur noch teilweise gefunden, einfach abgetaucht zwischen Konstanz und Friedrichshafen.

Da darfst du natürlich schon nicht denken, zum Glück waren es Schüler und nicht eine Senioren-Trachtengruppe oder, noch schlimmer, eine türkische Hochzeitsgesellschaft, weil bei Kindern, da ist die Seite eins fünf, sechs Tage reserviert, für die Trachtengruppe wären es drei und die türkische Hochzeitsgesellschaft hätte man spätestens am zweiten Tag nach „Buntes aus aller Welt" verschoben.

Und so war die Sache mit dem Hepp richtiggehend untergegangen, so wie die halbe Realschulklasse jetzt, und deshalb hat er auch nur fünfzehn Mails und Drohanrufe bekommen mit „Du pedalophile Sau!“ und „Schäm Dich, Bastard, Kinderschänder. Zum Glück sieht DER HERR alles“ und so.

Unangenehm war es dem Hepp aber trotzdem, weil natürlich haben ihn die Kollegen – alle solidarisch – darauf angesprochen im Gegensatz zu den Nachbarn zu Hause, aber die haben sich ihre Sache halt gedacht, wie das in der Nachbarschaft so üblich ist, da hätte dem Hepp auch keine zusätzliche Reaktorkatastrophe etwas gebracht, weil gerade die Lokalteilleser sind ja die unangenehmen Zecken, Lokalteilleser sind ja auch die, die schnell mal die Polizei rufen, wenn so ein Jugendlicher seine Red-Bull-Dose aus Versehen vierzig Meter neben den Mülleimer wirft.

Vielleicht muss man das kurz noch erklären, warum es doch in der Zeitung gekommen ist, weil eigentlich war der Hepp ja davon ausgegangen, dass der Keller das so geschickt gemacht hat, dass niemand mehr an die Zeitung gedacht hätte.

Deswegen war der Hepp ja auch so erstaunt, als er ein Bild von seinem Fiat in der Zeitung gesehen hat, weil ihn hatten sie nicht erwischt, da haben sie halt das rostige Auto fotografiert, für die Leser ist das fast genauso gut, es kommt ja nur auf die Bildunterschrift an, und wenn da steht: „Hiermit fährt er zu seinen Patienten – Schoßtherapeut Dr. H.“, dann haben die Leute schnell eine prima Fantasie davon, was für ein abgewrackter Doktor das sein muss, wenn schon das Auto so schlampig daherkommt. Da interessiert es auch keinen, dass es ja ein Fiat ist, wo doch eigentlich jeder weiß, die rosten denen schon in Turin unter den Fingern weg, wenn sie sie nicht schnell vom Fließband bringen.

Jetzt wieso in der Zeitung? Dazu muss man etwas über die Juristen wissen, besser gesagt über die gnomenhaften Juristen, weil es sind ja nicht alle so, sondern immer nur die gegnerischen. Bei denen ist es nämlich so, dass die mehrere Persönlichkeiten zur gleichen Zeit sein können. Und das hat halt auch der Professor Keller nicht richtig berücksichtigt, weil der Keller hatte das Gefühl, er hat den Polizeipräsident und den Anwalt im Sack.

Nur, so ein Anwalt, der gibt halt auch im Sack noch nicht Ruhe, bis man ihn richtig totgeschlagen hat, weil im Anwalt wühlt der Drang zur Gerechtigkeit, der Anwalt ist die Verkörperung der Satisfaktion und der Wahrheit, praktisch moderner Christus, Sack statt Kreuz. Gut möglich, dass sich der Oberlippenbartgnom gedacht hat, wenn es irgendwo Gerechtigkeit und Wahrheit gibt, dann doch am ehesten in der Zeitung, weil wenn du mal zwanzig Jahre Jurist bist, dann hast du irgendwann den Glauben an unsere Gerichte verloren, vor allem, wenn du zwei von drei Prozessen verlierst.

Obwohl, jetzt mal ganz ehrlich, wenn man sich die Zeitung angeschaut hat, wie da unter seinem Bild stand: „Kämpft für die Rechte der Kinder“, dann könnte man fast meinen, es ging dem Gnom vielleicht sogar um etwas, was ihm persönlich noch wichtiger ist als die Gerechtigkeit.

Das ist ja das Übersichtliche bei manchen Zeitungen, dass man sofort herausfindet, wer der Böse und wer der Gute ist. Da kann man sich recht einfach seine Meinung bilden und muss nicht so lange herumforschen, wie das die jungen Richter heute tun, die am Schluss dann noch darauf kommen, dass der Böse eigentlich ja im Prinzip ein Guter ist.

Man muss den Juristengnom auch verstehen, weil der Juristengnom hat ja sein Geld damit verdient, dass er den Opfern seiner Mandanten das Kainsmal auf die Stirn gebrannt hat, „schuldig“. Und nur nebenbei bemerkt: Das machen moderne Juristen wie der Gnom sogar, wenn ihre Mandanten die Täter sind.

Jetzt im Fall von „Dr. H.“ war das für die Leser ziemlich einfach, weil in der Zeitung stand natürlich nichts davon, dass der „Dr. H.“

gar nicht gewusst hat, wie ihm geschieht, als sich „L. (14)" ihm auf den Schoß gesetzt hat, und auch nicht, dass es der Jugendlichen nicht darum gegangen ist, den „Dr. H." ans Messer zu liefern, sondern um etwas anderes, nämlich um sich selbst, um ihre Geschichte, um das, was sie erlebt hat. Das könnte man nämlich leicht missverstehen, dann muss man erst überlegen, wer ist denn hier das Opfer und wer ist der Täter? So umständlich mag man sich ja nicht seine Meinung bilden. Das hat der Hepp auch gewusst, als ihm der Professor Keller morgens nach der Frühbesprechung die aufgeschlagene Zeitung hingehalten und sorgenvoll geschaut hat: Zeitung verkauft sich besser mit ganz Bösen und ganz Guten drin, und wer hier der ganz Böse ist, na ja: „Dr. H.s Therapiemethoden – Kinderpsychiater missbraucht L. (14)".

Der Professor Keller hat da aber sehr besonnen reagiert und gesagt, man muss den Hepp aus der Schusslinie nehmen, weil eigentlich mochte er den Hepp. Nicht besonders, aber ausreichend. Da hat der Herr Professor die Vorfälle und die Sache mit der Gerechtigkeitszeitung zum Anlass für seine längst überfällige Personalrochade genommen, und auf die Weise haben alle Oberärzte neue Aufgabenbereiche bekommen.

Da waren alle Kollegen mehr oder weniger froh, vor allem weniger, und sie wussten schon, dass diese strukturellen Veränderungen auch ein bisschen etwas mit dem Kollegen Hepp zu tun haben, weil das hat der Herr Keller natürlich schon deutlich machen müssen, dass er sich zu der Maßnahme gezwungen fühlt, und da waren die Kollegen bereits zum zweiten Mal mehr oder vor allem weniger voll solidarisch mit dem Hepp. Dem Trottel.

3

Fast zwei Jahre war der Hepp dann in der Schreisprechstunde, bis sie im Waldsonnenheim einen neuen Psychiater gesucht haben, weil der alte nach knapp zwei Jahren genug „Sie Opfer", „Psycho!" und „Mongo" für den Rest seines Lebens gesammelt und deshalb beschlossen hatte, mit diesem stattlichen Vorrat eine mittellange Reise zu sich selbst zu unternehmen, sprich Burnout.

Burnout ist natürlich auch so eine Sache, weil eigentlich müssten Psychiater ja wissen, wie man so etwas verhindert, nur es gibt ja auch genug Gefäßchirurgen, die sich das Bein wegrauchen, oder Hautärzte mit Sonnenbrand. Ärzte sind halt vor allem erst einmal für die anderen klug. Wenn du als Psychiater in einem Burnout steckst, dann kannst du dir etwa so gut selbst helfen, wie sich der Hautarzt einen Leberfleck zwischen den Schulterblättern entfernen kann. Oder so gut, wie Sie sich den eigenen Ellenbogen lecken können. Nämlich gar nicht, auch wenn Sie es jetzt gerade versucht haben.

Des einen Leid ist des andern Freud. Dem Hepp war das so auch lieber, lieber Burnout für den Kollegen, als dass gleich eine halbe Schulklasse im Bodensee abtaucht für immer, auch wenn er den Kollegen eigentlich gerngehabt hatte, aber fachlich und menschlich halt eher einer für die Säuglinge als für die Jugendlichen, die mit Wanduhren werfen, den Eltern Flüssigdünger in die Thermoskanne kippen und während dem Unterricht in den Papierkorb koten, Mutprobe.

Gut für den Hepp war natürlich auch, dass der Chefarzt gar nicht so richtig viel oberärztliche Verschiebemasse hatte, weil fast zeitgleich eine junge Kollegin grundlos schwanger geworden war, also vielleicht nicht grundlos, aber ein bisschen planlos, weil sie war eigentlich die persönliche akademische Ziehtochter vom Keller, und ihr lagen die Professoren zu Füßen, so gut war sie, und mindestens einer lag ihr offenbar sogar auch noch woanders, jedenfalls erwartete sie jetzt ihr erstes von später drei hochbegabten Kindern, und da konnte der Hepp wieder sagen, des einen Leid ist des anderen Freud.

Der Professor Keller hat seine Oberärzte denn auch nicht überrascht, als er eines Morgens mit ernster professoraler oder soll ich sagen professioneller Miene ankündigte, er sehe sich veranlasst, wieder einmal eine seiner gefürchteten Personalrochaden vorzunehmen. „Gefürchteten" hat natürlich nicht der Keller gesagt, aber ein bisschen gedacht hat er es schon, und ganz tief innen drin hat er wahrscheinlich sogar ein bisschen gefeixt, weil er natürlich gemerkt hat, dass die Damen und Herren Oberärzte gerade innerlich den reinsten Parkinson zusammenschütteln, aber nur innerlich. Der Hepp nicht, weil er wusste, schlimmer kann es nimmer kommen als Schreisprechstunde, und zwar nicht, weil Schreisprechstunde nicht gut ist, aber ich bin der Falsche dort, das ist jeden Tag eine Zumutung für mich, für die Eltern und wahrscheinlich sogar für die Säuglinge.

Da würde ich auch schreien, was das Zeug hält, wenn der Hepp in mein Kinderbettchen glotzen würde, hat der Hepp selber über sich gedacht. Und die Eltern von den Säuglingen haben das wahrscheinlich auch gedacht, die hätten am liebsten auch geschrien. Spaß hat das dem Hepp jedenfalls nicht gemacht, woher denn auch, aber er hat das tapfer ertragen, weil je nachdem, wie katholisch einer ist, ist es ja noch gut, eine Schuld abzuarbeiten, von der ihm alle (bis auf den linkischen Gnom) sagen, natürlich habe er sie überhaupt nicht.

Wenn es keinen Richter gibt oder der Richter heute gerade keine Lust hat, sich für dich eine schöne Strafe auszusuchen, dann bleibt die Schuld an dir kleben wie der Kuckuck vom Herrn Gerichtsvollzieher, und für so was gibt es dann Rasierklingen, damit du dir die Unterarme oder den Oberschenkel aufschneiden kannst, aber eigentlich nur als Jugendlicher. Weil wenn du als Erwachsener anfängst, an dir herumzuschneiden, dann schaut dein Hausarzt in sein Buch „Hausarztmedizin“, und da steht nichts darüber drin, dass ein Erwachsener Rasierklingen über die Haut zieht, nur bei Diagnosen, die möchtest du jetzt wirklich nicht auf deiner Krankenkassenkarte abgespeichert bekommen.

Nein, als Erwachsener musst du dir einen anderen Privatrosenkranz aussuchen, zum Beispiel, dass du deine Frau weitere zwanzig Jahre aushalten musst oder wenigstens fünfzehn. Oder Fiat fahren statt Auto. Gut, das wäre jetzt für den Hepp nicht ein besonders schwieriger Rosenkranz gewesen, im Gegenteil. Wenn du der Hepp bist, könntest du dir vielleicht sagen, na denn, mein persönliches Novosibirsk ist die Schreisprechstunde, auch wenn das sehr hart ist, weil bei Jesus war die Strafe nach einem Tag vorbei, bei mir sind es zwei Jahre, aber immer noch besser als bei dem mit seiner Frau (fünfzehn respektive je nach Verhandlungsgeschick sogar zwanzig Jahre).

Der Herr Keller hat also eine Folie auf den Hellraumprojektor gelegt, und der Hepp hat gedacht, wie fortschrittlich, gut, dass er nicht mit so blauen Abzügen von hektografierten Matrizen ankommt, die nach Alkohol riechen, oder dass der königliche Postkutscher nicht jedem persönlich eine Bulle mit Wachssiegel zustellt.

Wie die anderen hat natürlich auch er sofort seinen Namen gesucht, was nicht ganz einfach war, weil der Keller die Folie natürlich erst einmal auf dem Kopf und auch noch linksherum auf den Projektor gelegt hatte. Aber noch bevor er scharf gestellt hatte, was eine ganze Weile dauerte, nämlich man dreht immer zuerst in die falsche Richtung, hatte der Hepp seinen Namen neben „Waldsonnenheim“ gesehen, und das war für ihn so, als hätte der Schaffner von der Transsibirischen Eisenbahn gepfiffen, fertig Novosibirsk, es geht zurück.

Keine zwei Monate später saß der Hepp im Waldsonnenheim, zufrieden, angekommen, und er dachte, so etwa muss es dem Odysseus gegangen sein, aber er wusste, dass bei diesem Vergleich der Herr Narzissmus wohl ein bisschen der Chauffeur gewesen war.

Einen weiteren Monat später konnte der Hepp schon eine beachtliche Sammlung Adelsprädikate vorweisen, obwohl sie ihm fast schon ein wenig langweilig vorkamen, und deshalb forderte er die Jugendlichen auf, gefälligst nicht so fantasielos zu sein wie die Erwachsenenschnarchis, sondern sich mal was Neues einfallen zu lassen. Klar, da sind wir uns einig, dass der Hepp statt Erwachsenenschnarchis wenigstens Boomer hätte sagen müssen, aber zwei Jahre Schreisprechstunde, da kann es schon passieren, dass du zumindest sprachlich den Anschluss verlierst an die Jugend und eigentlich an alles, irgendwie sogar an dein eigenes Leben.

„Ab sofort nehme ich nur noch Beschimpfungen und Entwertungen an, die die Wörter Scheiße, behindert und Opfer nicht enthalten. Alles andere führt zu einer Extratherapiestunde als Strafe, meine Lieben."

Und da hat der Hepp zum ersten Mal gemerkt, dass diese komischen Gestalten hier ihn offenbar mögen, weil noch am gleichen Tag hatte er sieben „Vollopfer", „Scheißpsychos" und „behinderter Spastiker" an sich kleben, und da musste er Überstunden für die Straftherapiestunden machen. Der Hepp war angekommen.

Das hat auch die Caroline gemerkt, weil ihr Hepp ihr endlich wieder von der Arbeit erzählt hat. Vom Stefan, der eine Maschine mit Akku gebaut hat, mit der er Ameisen zerquetschen kann, und wenn es sein muss auch Schnecken, mit Haus, von der Lara, deren Vater auf einer Baustelle einen jungen Serben erschlagen hatte, weil der nicht einverstanden war, dass seine Freundin bei Laras Vater angeschafft hat, vom Karl, der seinen ersten Joint nicht vertragen hatte und seither das Gefühl hat, er werde von blutigen Eisbären an rostigen Ketten durch die Stadt gezogen, aber wenn man genau nachfragte, dann waren die Ketten schon Monate vor dem ersten Joint in seine Hüften gebohrt worden. Caroline war froh, ihr Hepp war wieder der Alte.

Und dann kam die Mail von der Lydia. Da hat der Hepp sofort gewusst, es wird ein bisschen kompliziert, weil die Lydiamail hat aufgehört mit „Na ja, vielleicht sehen wir uns mal wieder oder so. L."

4

Der Hepp hat regelmäßig Mails bekommen, bei denen er gedacht hat: Wie schön, o je.

Also zum Beispiel Pharmavertreter fragt nach Termin, da hat der Hepp gedacht, wie schön, neue Kugelschreiber und Haftnotizzettel, aber o je, muss ich mir für sieben Kugelschreiber und fünf Haftnotizzettelblöckchen eine halbe Stunde lang anhören, warum es eigentlich mehr oder weniger egal ist, wenn der Jugendliche mit dem neuen Neuroleptikum siebzehn Kilo zunimmt, wenn er dafür dann keine Körperentfremdungsgefühle mehr hat.

Lydiamail aber noch viel mehr „Wie schön, o je". Weil der Hepp zwei Jahre lang nichts von der Lydia gehört hatte, da hat er sich gefreut, aber wenn sich Lydia meldet, dann doppelt o je, weil erstens geht es Lydia wahrscheinlich nicht gut, und zweitens jetzt kann ich es ja nur falsch machen. Weil das können Sie sich vielleicht nicht so recht vorstellen, aber wenn man zwei Jahre lang eine Mail schreiben will, und so ein innerer Rechtsdienst verbietet einem das, dann kann so eine Mail von der Lydia schon fast dein persönliches Troja sein.

Der innere Rechtsdienst hat und der Herr Polizeipräsident hätte natürlich sofort die einzige richtige Antwort auf die Frage gewusst, was der Hepp jetzt mit der Lydiamail machen soll, nämlich Papierkorb und am besten sofort unwiderruflich löschen, weil Troja. Aber der Hepp selber war ja nicht nur der innere Rechtsdienst, sondern auch noch der Hepp, und der hätte natürlich sofort geantwortet.

Aber nicht dass Sie jetzt denken, innerer Rechtsdienst ist nur eine schlechte Sache. Im Gegenteil: Wenn man einen inneren Rechtsdienst in sich hat, dann ist das manchmal sogar noch sehr praktisch, weil man dann dem Nachbarn zum Beispiel nicht sagt, dass er ein zerebralamputierter Neandertaler ist und dass er künftig seinen ekel- und mitleiderregenden Ferkelmutantenhund vor die eigene Haustür exkrementieren lassen soll. Manches Mal ist ein innerer Rechtsdienst hilfreich, weil ja nicht jeder so gewissenhaft und rein wie zum Beispiel ein katholischer Priester ist, und da gibt einem dann der Rechtsdienst kompetente Beratung, nein, geh nicht bei Rot über die Straße, und ja, sag der Kassiererin, dass sie dir gerade zehn Euro zu viel rausgegeben hat. Für so was ist ein innerer Rechtsdienst gut.

Jetzt werden Sie sagen, wieso „innerer Rechtsdienst", das heißt doch Über-Ich, und natürlich muss ich Ihnen da recht geben, nur: Wir dürfen ja nicht einfach davon ausgehen, dass hier nur Psychoanalytiker unterwegs sind oder Menschen, die das erste Heppbuch gelesen haben, und wenn dann plötzlich „Über-Ich" dasteht, dann legen manche das Buch weg und sagen, am Feierabend oder im Urlaub lese ich sicher keine Psychologiefachbücher, so weit kommts noch, her mit dem Dan Brown, das ist nicht so anstrengend.

Wissen Sie, ob das jetzt „Über-Ich", „Gewissen" oder „innerer Rechtsdienst" heißt, spielt ja auch gar keine Rolle, solange wir uns einig sind, was damit gemeint ist. Nämlich das, was es neben Lydias Eltern und dem Gnom dem Hepp in den vergangenen zwei Jahren verboten hat, der Lydia eine Mail zu schicken oder einen Brief. Natürlich hat er daran gedacht, unzählige Male, bis heute. Schließlich war die Sache ja nicht fertig.

Jetzt wieso nicht fertig? Therapie beendet, Lydias Eltern haben gesprochen und der innere Rechtsdienst sowieso, also eigentlich doch Sache fertig. So wie Blinddarm raus, Sache fertig, wiederschaun Herr Doktor. Ganz so einfach ist das aber halt bei den psychischen Sachen nicht: Therapiebeziehungen sind anders als zum Beispiel die Beziehung zum Briefträger. Gut, das ist jetzt bei manchen vielleicht ein schlechtes Beispiel, sagen wir mal zum Reitlehrer. Auch schlecht, aber Sie wissen, was ich meine. Obwohl, vielleicht wissen Sie ja auch nicht, was ich meine, weil das ist ein bisschen kompliziert. So kompliziert sogar, dass sie da ganze Generationen von Psychologiestudenten semesterlang damit strapazieren, und am Schluss hat es die Hälfte immer noch nicht begriffen, aber das ist nicht weiter schlimm, weil die werden dann halt Umweltpsychologen. Oder Taxifahrer.

Dem Hepp hat bei den komplizierten Sachen immer ein Beispiel aus dem richtigen Leben geholfen, damit er es auch versteht. Und wenn er es jemand anderem erklären sollte, Medizinstudenten zum Beispiel, die eigentlich ja richtige Ärzte werden wollten mit weißem Kittel und vier Kugelschreibern in der Brusttasche, und die halt lästigerweise doch zwei Stunden Kinderpsychiatrie absitzen mussten, weiß der Teufel warum, also diesen Medizinstudenten hat der Hepp immer erklärt, wenn man beim Tankwart ist oder beim Reitlehrer oder wenn der Briefträger kommt, dann ist das ein Moment der Begegnung, und es passiert etwas zwischen dir und ihm. Und dann gehst du wieder, weil Pferd kaputt geschunden oder Tank voll, oder der Briefträger geht, weil er die Tasche noch voller Mahnbescheide und Rechnungen hat, mit denen er das ganze Wohnquartier ins Unglück stürzen muss. Und dann ist die Beziehung wieder vorbei. Vielleicht morgen wieder oder beim Tankwart, bis deine Tochter den Tank wieder leer gefahren hat. Aber den Tankwart nimmst du nicht mit, den Postboten auch nicht und den Zugschaffner auch nicht, obwohl du mit allen einen Moment Beziehung gehabt hast.

Aber jetzt der Unterschied: Den Therapeuten nimmst du mit, und ein guter Therapeut nimmt auch seine Patienten mit. Nicht immer und nicht überallhin, klar, aber irgendwo läuft dir der Therapeut immer nach oder eher so als Basis, wenn eine Jugendliche sich beim Jointdrehen denkt: Ja, schon klar, der Hepp würde jetzt wieder sagen, schon wieder ein schweres Geschütz auf dein Sprachzentrum, Lydia – das wird dich wieder etwa vier, fünf Wörter kosten, die dir im entscheidenden Moment nicht mehr einfallen. Oder eine binomische Formel, weggekifft aus deinem Hirn. So nimmt die Patientin den Therapeuten mit, und ob man jetzt Psychoanalytiker ist und dazu schön „Objektbeziehung“ sagen darf, oder normaler Mensch ohne so ein schönes Spezialwort, beide meinen das Gleiche: Therapiebeziehungen sind nicht einfach zufällige Alltagsbeziehungen, sondern intime, gemeinsam geschaffene Geflechte, mit Ritualen, Regeln, Enttäuschungen, Zerwürfnissen, gemeinsamen Hoffnungen, mit einem Bewusstsein füreinander, auch wenn man nicht beieinander ist.

Und wenn Sie das jetzt noch genauer verstehen wollen, dann denken Sie mal darüber nach, wie wohl ein Baby denkt, wenn die Mama aus dem Raum verschwindet, nachdem sie in die Wiege geschaut hat. Beim Baby am Anfang volles Zugschaffner-Gefühl: Mama weg, immer weg. Später dann Tankwart-Gefühl: Mama weg, aber bestimmt, wenn Tank leer, Mama wieder da. Und noch später: Mama weg, aber Mama trotzdem da, fantastisch, Mama in mir drin. Super Objektkonstanz. Natürlich denkt das Baby nicht mit so komplizierten Wörtern, deshalb muss ihm das der Säuglingspsychoanalytiker im Bedarfsfall halt hindeuten. Jetzt hätten wir auch das mit der Säuglingspsychologie erledigt.

Der Hepp war jedenfalls überzeugt, eine gute Therapiebeziehung ist eben keine Tankwartbeziehung und gleich zweimal keine Zugschaffnerbeziehung. Eine gute Therapiebeziehung ist eine sichere, feste Verbindung, etwas Verlässliches, auch und gerade dann, wenn man verschiedener Meinung ist. Auf alle Fälle kann man so eine Beziehung nicht einfach austauschen oder abbrechen. So war das eben auch mit der Lydia und ihm, weil der Hepp hat gewusst, die Lydia hat mich mitgenommen, aber nicht nur so in dem einen Sinn, dass er mitgenommen war, sondern auch anders, die Lydia hat ihn in sich; genauso, wie er die Lydia in sich hat, ganz egal, ob das dem Herrn und der Frau Polizeipräsident passt. Lydia also im Hepp und Hepp in der Lydia, das kann kein Polizeipräsident der

Welt wegstrafzetteln, der Hepp bleibt ein bisschen in der Lydia drin, aber nicht, weil er, der Hepp, so unersetzlich wäre, nein, weil er und Lydia etwas Gemeinsames geschaffen haben, etwas Einzigartiges – nicht unabdingbar, aber in dieser Form unwiederbringlich. Später hat der Hepp ja damit dann auch recht bekommen, weil anders kann man es sich ja nicht erklären, dass es dann so gekommen ist, aber erst einmal hat es so ausgesehen, als wäre der Hepp eben doch erfolgreich aus der Lydia hinausgestrafzettelt worden.

Das, was zwei in einer Therapie miteinander und genau genommen zwischen sich erschaffen, ist übrigens etwas Besonderes in einer Therapie, es ist sozusagen ein Drittes, aber jetzt lesen Sie vielleicht gleich nicht mehr weiter, wenn ich jetzt auch noch „ein Drittes" schreibe, und Sie fragen sich, was muss ich denn noch alles ertragen, bis die Geschichte weitergeht, ich hätte noch so viel zu tun, erstens Altpapier bündeln, zweitens Steuererklärung, da kann ich doch nicht auch noch „ein Drittes" gebrauchen. Deswegen lassen wir das mit dem „Dritten" weg, weil das ist ja auch schon fast Hardcore-Psychoanalyse. Bleiben wir beim Praktischen: Sicher ist, dass einem das beim Tankwart nicht so passiert mit dem „Dritten". Gut, wenn Sie sich das nicht recht vorstellen können, dann fragen Sie doch beim nächsten Mal Ihren Tankwart, ob er auch das Gefühl hat, dass Sie und er jetzt etwas in dem Raum zwischen Ihnen beiden geschaffen haben, sagen Sie am besten „ein Drittes sozusagen". Da werden Sie staunen, was der Tankwart dazu sagt. Das kann er höchstens ansatzweise verstehen, wenn er zu der Hälfte gehört, die das im Psychologiestudium nicht so ganz verstanden haben und die aber keine Taxilizenz bekommen haben. Therapiebeziehungen aber, und jetzt ist es auch gleich fertig, keine Sorge, Therapiebeziehungen sind im besten Fall hilfreich, vielleicht tröstlich, hier und da fördernd oder fordernd, manches Mal aber auch langweilig oder stillstehend, mitunter auch streitvoll und schmerzhaft, aber nie unnötig und eben auch nicht von jetzt auf nachher weg.

Natürlich versuchen die Jugendlichen schon laufend, einen loszuwerden, also weg mit dem „Dritten" und auch gleich weg mit dem „Zweiten". So gesehen, war der Hepp auch überzeugt, dass jeder „Vollpfosten", den er kassiert hatte, wichtig war, für den Jugendlichen, für seine Entwicklung, für die Beziehung; nicht dass er es richtig gefunden hätte, dass ein Jugendlicher einen Erwachsenen beschimpft, aber in irgendeiner Weise für den Jugendlichen oder für die Beziehung wichtig. Das kann man sich auch ganz einfach merken: Wenn du den Zugschaffner einen „Vollpfosten" nennst, meistens problematisch, auch wenn du natürlich eigentlich recht hast. Wenn du den Psychotherapeuten „Vollpfosten" nennst, sehr spannend, weil klar, nicht in Ordnung, aber warum hast du das gemacht, was soll das zwischen uns beiden bedeuten, was macht das mit dem, was wir zwischen uns geschaffen haben?

Natürlich hat auch der Hepp die Sache mit dem Schoßsitzen so verstanden, dass die Lydia das Dritte zwischen ihr und ihm wegmachen wollte. Das ist jetzt vielleicht ein bisschen weit hergeholt, aber wirklich hatte die Lydia den Raum zwischen ihr und dem Hepp ja auch übersprungen. Und als ihre Mutter hereinkam, da hat die Lydia mit dem „Zum Glück kommst du, Mami" dafür gesorgt, dass auch das Zweite, also der Hepp selber, weg war.

Aber der Hepp hat sofort auch noch gedacht, dass das nicht alles gewesen sein konnte, dass das Schoßsitzen eben auch noch etwas anderes sagen sollte, so als ob es ein neues Drittes in den Raum zwischen die Lydia und den Hepp gestellt hätte. Und da hatte der Hepp halt auch wieder recht, auch wenn es erst viel später klar geworden ist.

Jetzt ist das für Sie vielleicht alles ein bisschen abstrakt, aber wenn das hier ein Buch über einen Gefäßchirurgen wäre, dann müssten Sie vermutlich ja auch einmal einen Abschnitt über die Vena saphena magna aushalten und über ihre Seitenäste und über

die farbcodierte Duplexsonografie und die Phlebografie, damit Sie verstehen könnten, was für ein komischer Mensch so ein Gefäßchirurg wohl ist. Da käme Ihnen ja auch nicht in den Sinn, nach zwei Abschnitten zu sagen: „Jetzt reicht es mir aber langsam mit der Vena saphena magna", sondern Sie würden sagen: „Da lernt man richtig was, wenn man das Buch über den Gefäßchirurgen liest. Vielleicht kann ich das sogar mal in einem Kreuzworträtsel brauchen." So müssen Sie das sehen.

Das ist nicht so besonders überraschend, dass die Patienten in der Therapiebeziehung gerne das machen, was sie immer schon in Beziehungen machen. Das wäre ja auch komisch, wenn sie in einer Therapiebeziehung plötzlich ganz geschmeidig und liebenswert wären, wenn sie ansonsten allenthalben als Stimmungsterminator oder als wandelndes Kettensägenmassaker wahrgenommen werden. Wer es im richtigen Leben draußen gewohnt ist, dass das Gegenüber als Watschenmann und persönlicher Leibeigener herhalten muss, der wird das auch in der Therapiebeziehung so für normal halten, und der Therapeut kann sich dann überlegen, übersetze ich dem Patienten das jetzt oder halte ich es einfach aus, weil das dauernde Übersetzen ja auch irgendwann mal müde macht, und fürs Aushalten bekomme ich ja den gleichen Stundenansatz, und wer weiß, vielleicht ist dem Patienten ja viel mehr damit gedient, wenn ich das jetzt geduldig aushalte.

Für den Hepp war das nicht sehr schwer zu erkennen, dass die Lydia mit ihrer Aktion gleichzeitig Nähe – Schoß – und Distanz – „Zum Glück kommst du, Mami" – gemacht hat, und da braucht man jetzt keine farbcodierte Duplexsonografie, um zu verstehen, dass das offenbar das Beziehungsthema von der Lydia war, Nähe und Distanz gleichzeitig und durcheinander. So etwas gibt es, und manche von Ihnen können jetzt vielleicht einen Bleistift rausholen und an den Rand schreiben: „Hier geht es um mich.“ Oder: „Woher weiß der, wie es in meiner Familie zugegangen ist?“

Weil, Familie hat mit so was meistens viel zu tun. Dem Hepp ist schlagartig bewusst geworden, wie wenig er über die Familie von der Lydia gewusst hat und dass dort wohl viele Antworten auf Fragen liegen, die er jetzt eigentlich hätte stellen müssen, aber wegen Gnom und Professor und Polizeipräsident und Rechtsdienst eben nicht mehr hat dürfen. Und da hat der Hepp auch wieder recht gehabt. Außer mit dem „viele“, weil „viele“ eigentlich stark untertrieben.

So ist das bei einer guten Psychotherapie, da inszeniert sich das meiste eben in der Beziehung: Der Hepp hat nie einen Hehl aus seiner Überzeugung gemacht, dass das Wichtigste bei der Therapie nicht ist, wie gescheit der Therapeut ist oder ob er einen schwarzen Rollkragenpullover anhat, also Psychoanalytiker, oder eher ein gestreiftes Signum-Hemd, also Verhaltenstherapeut, auch nicht, ob deine Praxis voll ist mit so komischen Aquarellen von Künstlern aus der Region, also Psychoanalytiker, oder mit Rothko-Kunstdrucken, also Verhaltenstherapeut, sondern entscheidend ist die Beziehung. Stimmt die Beziehung, ist vieles möglich, auch wenn man Psychoanalytiker ist. Oder obwohl man Verhaltenstherapeut ist.

Und eine gute Beziehung verträgt eben auch den „Vollpfosten“. Eine gute Beziehung braucht vielleicht sogar den „Vollpfosten“. Den Pädagogen im Waldsonnenheim hat er das so zu erklären versucht: Wie sonst soll der Jugendliche überprüfen, ob wir auch im Sturm und bei schlechtem Wetter zu ihm halten? Wo soll er ausprobieren, wo die Grenzen des anderen sind, wenn nicht in der sicheren Beziehung zu Eltern oder zu uns, den Pädagogen und Psychos? Wohin mit der Energie, dem Drang, wegzugehen, wenn man dadurch so viel verlieren kann? Werden denn die Erwachsenen noch da sein, wenn ich sie zurücklasse? Jetzt habe ich fünfzehn Jahre lang erlebt, dass sie wieder zurückkommen, wenn sie weggehen, meine Eltern. Aber was ist, wenn ich weggehe? Was ist, wenn ich verschwinde – Tankwartgefühl? Mit dem „Vollpfosten" kann man das mal vorsichtig probieren: Was passiert, wenn ich Abstand mache zwischen ihnen und mir? Werden sie dann noch da sein? Oder reagieren sie wie so ein prinzipienbewusster Zugschaffner, der schon auch mal ein dreizehnjähriges Mädchen an einem verlassenen Bahnhof abends um neun rausstellt, gerne auch im Winter, weil es keinen Fahrschein hat?

Die Pädagogen haben das mal mehr, mal weniger nachvollziehen können. Der Hepp hat das schon verstanden, er hatte Respekt vor den Kolleginnen und Kollegen, die sich dieser Aufgabe stellten, auch dann noch baumgerade zu stehen, wenn die Jugendlichen die Kettensäge herausholten, also natürlich nur im übertragenen Sinn.

Obwohl, nicht mal nur im übertragenen Sinn, weil der Dario, der war eines Tages tatsächlich mit der Kettensäge aufgetaucht, als sein Vater ihm gesagt hat, dass er gar nicht der Vater ist, nach fünfzehn Jahren, weil der Vater vorher nicht Zeit gehabt hatte, dem Dario das zu erklären, oder auch einfach keine Lust. Und da kam der Dario mit der Kettensäge ins Waldsonnenheim.

Gut, da hat jetzt der Hepp schon nicht gesagt, der Dario will nur testen, wie tragfähig die Beziehung zum Vinzenz, seinem Bezugssozialpädagogen, ist, sondern der Dario hat eher getestet, wie tragfähig der Holzstützbalken im Esszimmer ist, und wenn das Benzin nicht ausgegangen wäre, wer weiß, vielleicht hätte der Dario auch noch den Esstisch fraktioniert oder den Vinzenz. Aber wir waren ja woanders.

Beim inneren Rechtsdienst und der Lydia. Natürlich hatte der Hepp keine Antwort darauf gefunden, warum die Lydia das gemacht hatte. Zwei Jahre lang keine Antwort.

Da ist der Hepp mit seinem maroden Fiat so manche Extrarunde im Kreisverkehr gefahren, um ein Stückchen weiterdenken zu können, weil Kreisverkehr gut zum Nachdenken für den Hepp, weil viele Möglichkeiten, und je nachdem, wo man hindenken will, kann jede für sich richtig sein, aber im Kreisverkehr auch schön Sicherheit, so lange man drin herumfährt, macht man nichts falsch.

Im Kreisverkehr hat der Hepp eine Menge Fantasien entwickelt, was die Lydiaaktion wohl sollte: Nähe-Distanz, Familie, Grenzverletzungen, Übergriff, Entwürdigung. Aber solche Fantasien halfen weder ihm noch der Lydia. Weil wenn du im Kreisverkehr unterwegs bist, dann denkst du dir vielleicht bald mal, jetzt bin ich hier schon so etwa fünfzehn, zwanzig Mal rum, langsam kenne ich alles, also, allein schon um wieder rauszukommen, nehm ich jetzt halt einfach mal eine von den vielen Ausfahrten, zum Beispiel „Grenzverletzungen" – aber kaum willst du da raus, steht da ein Polizeiauto quer und riegelt die Ausfahrt ab, und der Herr Polizeipräsident persönlich winkt dich mit der Kelle zurück in den Kreisel.

Weil das war halt auch noch in dem Gespräch mit dem Herrn Professor, da hatte Lydias Vater seiner Tochter jeglichen Kontakt mit dem Doktor Hepp natürlich streng untersagt, beziehungsweise vor allem dem Doktor Hepp den Kontakt mit seiner Tochter, weil ein Polizeipräsident kann sich vielleicht nicht so gut vorstellen, dass nicht immer nur die Psychiater unbedingt Kontakt mit den Jugendlichen haben wollen, sondern dass es manches Mal sogar die Jugendlichen selber sind, die Kontakt mit dem Psychiater haben wollen. Ist ja auch egal, wie rum der Herr Polizeipräsident das verboten hat, jedenfalls keine Chance für den Hepp, mit der Lydia zusammen eine Ausfahrt zu nehmen, egal ob per Mail oder direkt.

Der Polizeipräsident war ja Jurist, und ein rechter Jurist hat es in seinen Formulierungen immer mit „eventualiter", und das versteht zwar kein Mensch, was der Jurist damit meint, aber so sinngemäß heißt es: Sicher nicht das, aber wenn schon, dann höchstens so oder so. Und deshalb hatte der Polizeipräsident noch gesagt, wenn es wirklich aus irgendwelchen Gründen ein Abschlussgespräch mit der Lydia brauche, dann wolle er eventualiter auf alle Fälle mit dabei sein. Polizist und Jurist, das ist Kontrolle im Quadrat.

Ein Abschlussgespräch gemeinsam mit der Lydia und dem, der alle Ausfahrten abgeriegelt hat, das hat der Hepp zwar eigentlich so nicht gewollt, das wäre ja, wie wenn du im Fiat fährst, und der Polizist sitzt schon mit im Auto und sagt andauernd: „Sie brauchen es gar nicht erst zu versuchen, nicht einmal zu denken, wir fahren eh an keiner Ausfahrt raus." Deswegen Abschlussgespräch eigentlich viel besser ohne Überwachung durch die Polizei, aber das war ja hoffnungslos, das hätte der Polizeipräsident nie und nimmer erlaubt, eventualiter, und in der Not findet man als Psychiater dann halt auch mal so etwas gut und denkt sich, besser als gar nichts, und eigentlich ja auch recht, könnte ja etwas Spannendes dabei herauskommen.

Und deshalb hatte der Hepp gesagt, das wolle er gerne planen, aber der Professor Keller hatte ihn kurz speziell angeschaut und dann gesagt, mit Blick auf die Vorkommnisse sei es vielleicht besser, wenn man Lydia die Zeit gebe, zur Ruhe zu kommen und das alles zu verarbeiten, und sie könne sich ja dann später wieder bei Herrn Hepp melden, aber am besten über sein Sekretariat.

Das ist halt auch oft ein Problem, wenn sich jemand in die Objektkonstanz einmischt. Manchmal hilft die schönste Objektkonstanz nichts, wenn von außen jemand mehr oder weniger so etwas sagt wie: „Objektkonstanz, Objektkonstanz, Herr Kollege Hepp, aber bitte ab sofort Lydia-Objektkonstanz nur über mein Sekretariat."

Jedenfalls hatte der Gnom ganz zufrieden genickt, als der Professor Keller das zur Chefsache erklärt und dem Hepp so ein bisschen die Couch zersägt hat, und alle waren sich schnell einig, außer dem Hepp, aber er hatte nicht mehr herausgebracht als „Ich finde das bedauerlich, aber ich kann es offenbar nicht ändern". Und dann hat er noch gesagt, er wünsche der Familie alles Gute und er würde sich freuen, wenn man sich eines Tages über all das noch einmal in Ruhe austauschen könne, es sei wichtig, die Sache noch einmal aus allen Blickwinkeln zu reflektieren.

„Ja, sicher, Herr Hepp. Vielen Dank für das Angebot. Wir melden uns", und das hieß: „Haben Sie einen Schuss? Haben Sie denn gar nichts kapiert, Sie Dorfpsychiater? Sie können froh sein, wenn unser Anwalt das nicht in die Presse bringt." Und der Gnom hat die Zähne gefletscht wie ein Rottweiler auf Kokain, aber nur innerlich, also als Bild sozusagen, jedenfalls der Rottweiler.

Der Rechtsdienst hat dem Hepp zwei Jahre lang das Stoppschild vor die Nase gehalten, wenn er mal wieder einen Entwurf für eine Mail an Lydia gemacht hatte. Egal, was er geschrieben hat, immer kam der impertinente Rechtsdienst und hat es besser gewusst, und immer hatte er den Gnom untergehakt, als wären gerade sie beide die dicksten Freunde, sozusagen siamesische Juristenzwillinge: Hepp, denk an den Gnom.

Da ist dann sogar der Professor Keller zum Introjekt geworden, aber das müssen Sie jetzt entschuldigen, das mit dem Introjekt kann ich nicht noch mal erklären, dann müssen Sie halt doch das erste Heppbuch lesen, vielleicht bekommen Sie es ja irgendwo gebraucht und trotzdem ungelesen (Fehlgeschenk), sonst kommen wir hier mit der Geschichte nie voran. Der Professor Keller war nämlich auch untergehakt beim Rechtsdienst, und er hat gesagt: „Denken Sie nach vorn, lieber Hepp – oder wollen Sie allen Ernstes wieder in der Schreisprechstunde landen?"

Und weil das bei den Introjekten so ist, dass das gerne auch mal Minigruppen sein können oder auch richtig große Gruppen, die alle in einem drin vertreten sind, war sogar noch die Caroline irgendwo untergehakt beim Rechtsdienst, und sie hat gesagt: „Paul, warum willst du dir die Finger verbrennen. Worum geht es dir?

Gerechtigkeit? He, weißt du, was du dafür für einen Preis zahlst? Wann warst du das letzte Mal so zufrieden wie jetzt, Paul? Ehrlich, sag, wann?“

Wenn der Rechtsdienst so personalstark daherkommt, dann ist es nicht verwunderlich, dass der „Entwürfe“-Ordner in Hepps Mailprogramm immer voller geworden ist.

5

„Die wollte mir damit etwas sagen. Und wahrscheinlich sich selbst auch. Die Therapie hat aufgehört, als sie gerade beginnen sollte. Darum wäre es gegangen. Schon auch um die Großmutter, die ihr die Schulden begleicht, um das Gras, das auch irgendetwas begleicht, aber eigentlich um das Dem-Hepp-auf-den-Schoß-Sitzen. Da geht es doch um Nähe und Distanz, um meine Grenzen, um ihre Grenzen, darum, mir nahe zu sein und mich gleichzeitig loszuwerden, verstehst du?"

Es war gut, dass er das loswerden konnte. Kilian war ein extrem guter Zuhörer, schon während dem Studium, Kilian hat sich hingesetzt und immer nur gesagt: „Erzähl, Paul." Und nichts gefragt, eine Stunde lang, zwei Stunden lang, je nachdem, wie kompliziert die Frauengeschichten vom Hepp eben waren. Und nur am Schluss, da hat der Kilian immer dieselbe Frage gestellt, seine einzige: „War es das, was du erzählen wolltest?"

Und dann hat der Hepp nachdenken müssen, weil er wusste, der Kilian würde keine weitere Frage stellen, nicht eine einzige. Manches Mal hat der Hepp dann noch etwas dazugefügt, manches Mal etwas ganz Wichtiges, das er wie zufällig vergessen hatte, oft aber gar nichts. Und wenn er dann antwortete: „Ja, das war es, was ich dir erzählen wollte", dann hat der Kilian gesagt: „Gut, jetzt hast du es mir erzählt. Jetzt musst du es mir erklären."

Der Hepp hat von dem Kilian mehr gelernt als in allen Psychotherapieweiterbildungen zusammen, hatte er das Gefühl. Klar, mit Jugendlichen funktioniert das nicht ganz so, aber die Idee dahinter, die war genau treffend: Die Kilians und die Psychotherapeuten haben doch keine Antworten. Die Antwort ist nur im Erzähler.

Der Hepp hatte den Kilian bei einer Erstsemesterparty kennen gelernt, aber eigentlich nicht wegen Kilian, sondern wegen dem

Kilian seiner Freundin. Steffi war bereits seit zwei Jahren mit Kilian zusammen und in Wechsellaune, das hatte der Hepp gespürt, obwohl er damals mit Psychosachen überhaupt noch nichts am Hut hatte, weil Erstsemester Medizin, das war damals eher Mikroskopieren, Ejektionsfraktion und andere richtig medizinische Sachen. Aber bei Frauen, da war der Hepp schon damals ein weiser Psychologe. Vielleicht strömen aus den Frauen dann auch so Hormonmoleküle heraus, wenn sie in Wechsellaune sind, gut möglich.

Bei Steffi war es sogar noch einfacher, nicht nur Moleküle, sondern ganze Sätze, weil sie hatte durchblicken lassen, dass Kilian nerve, weil er immer sage, er wisse überhaupt nichts, in Wirklichkeit wisse er aber alles und auch noch richtig. Frauen finden so etwas maximal zwei Jahre lang sexy, da war sich der Hepp ziemlich sicher, und so hat er Kilian von Steffi befreit, und knapp zwei Jahre waren sie dann zusammen, bis Steffi wieder in Wechsellaune war, und dem Sportstudenten hat sie damals dann erklärt oder halt wieder Hormone ausgesondert, dass Paul nerve, er behaupte immer, er wisse alles, aber er wisse in Wirklichkeit nichts. Der Sportstudent hat den Hepp damals von der Steffi befreit, für zwei Jahre, bis sie gemerkt hat, dass der Sportstudent alles kann, aber nichts weiß. Was wohl aus der Steffi geworden ist? Schwierige Geschichte.

Kilian und Hepp waren Freunde geworden, aber erst als der Sportstudent die Sache gelöst hatte. Seither hatten sie sich regelmäßig getroffen, der Hepp und der Kilian, und alles Mögliche miteinander ausgetauscht. Der Hepp seine Frauengeschichten, der Kilian seine Ideen über die Erkenntnistheorie, und das sind zwei Gebiete, da leuchtet einem ja schon von der Ferne ein, dass man leicht aneinander vorbeireden kann.

Trotzdem hat es beiden etwas gebracht, auch wenn der Hepp nicht mal die Hälfte von dem verstanden hat, was der Kilian erzählt hat, und der Kilian umgekehrt auch nicht verstehen konnte, was für Probleme sich der Paul die ganze Zeit selbst verschafft, weil, ganz ehrlich, mit Frauen zusammen sein ist über weite Strecken wie Selbstverletzungsverhalten.

Ob das andersherum auch so ist, das konnte der Hepp nicht ganz sicher wissen, weil er nie mit einem Mann zusammen gewesen war, aber er hat vermutet, dass es auch mit den Männern nicht immer ganz einfach ist. Das haben ihm jedenfalls immer die Frauen gesagt, mit denen er zusammen gewesen ist.

Seit der Steffi hatte sich bei Kilian die Erkenntnis wie Granit verfestigt, dass man die Leidenschaft nicht teilen kann, also nicht Frauen auf der einen und Philosophie auf der anderen Seite, also sozusagen ein bisschen moderner Schopenhauer. Dass so einer wie der Kilian nicht Psychotherapeut wird, schade, dachte der Hepp, aber vielleicht braucht es ja auch Geografen, die die Dinge mit Ruhe und ohne Fragen entgegennehmen, so wie sie sind. Schwer vorstellbar, aber möglich.

Dass der Kilian im Nebenfach auch noch Philosophie studiert hat, das war schon eine merkwürdige Kombination, das hatten sie an der Uni so vorher auch noch nie gehabt, aber für den Kilian haben sie eine Ausnahme gemacht, weil es war schon klar, da hatten sie einen besonders hellen Kopf in den Reihen ihrer Studenten, der musste nur auf den Marktplatz stehen und rufen, wer gibt mir ein Stipendium, da kamen sie schon alle angesprungen, die selbstlosen Wissenschaftsförderer, und der Kilian konnte sich aussuchen, wer ihm im nächsten Jahr seine Zweizimmerwohnung im Herzen der Altstadt zahlt.

Der Kilian hat sich dann auch bald habilitiert, beziehungsweise er war auf dem Weg dorthin, aber dann kam die Sache mit den illegalen Goldminen in Peru, die er eigentlich zufällig auf den Satellitenbildern entdeckt hat, und einer wie der Kilian kann dann nicht mehr loslassen, das hat ihn dann mehr interessiert als die Kartografie der Grenzen Südamerikas im Vergleich zwischen Satellitenaufnahmen und realem Grenzverlauf, und als die peruanische

Regierung ihm ein Einreiseverbot erteilt hat nach seinen ersten heiklen Publikationen, da ist er trotzdem eingereist und hat sich erwischen lassen, der Trottel, aber er hat nach der Haft weitergemacht und seine Habilitation an den Nagel gehängt, weil dann auch die Uni von ihm Abstand genommen hatte, zu brisant, es ging immerhin um Forschungsgelder in Millionenhöhe vom Ministerium für wirtschaftliche Zusammenarbeit.

Der Kilian ist dann zu einer Umweltorganisation gegangen und ist dort Geschäftsstellenleiter geworden, Regionalbezirk, und nebenher hat er Volkshochschulkurse Philosophie gegeben, aber nicht mal da hätte der Hepp mehr als die Hälfte verstanden.

Der Hepp kam nicht so recht in die Gänge mit dem Erklären. „Kilian, wenn ich es erklären könnte, meinst du, ich hätte dann dich konsultiert, mein persönliches Orakel zu Delphi?"

Aber der Kilian blieb stur wie damals in Peru, der war so unerschütterlich, und beim Hepp gleich zweimal, und er hat nur wiederholt: „Come on, Langweiler, erklär es mir." Da hat es der Hepp halt erklärt, so gut er eben konnte. Er hat alles erzählt, was ihm dazu eingefallen ist, was wohl Lydia mit dieser Aktion damals mit dem Schoß sagen wollte, warum sie Bedeutung hat, warum aber eben vielleicht gerade auch gar nicht, was es mit ihm, dem Hepp, zu tun hat oder mit ihm gerade nicht, ob es sexuell war oder nur ein Spiel, ob sie es geplant hatte oder ob er schuld war, ob sie gar nicht anders konnte, ob er sie verführt hatte, durch die Wahl des Themas vielleicht, was jetzt die Mail bedeutet und was sie von ihm erwartet, wie es Lydia geht, was sie beschäftigt, warum der innere Rechtsdienst so hektisch wie noch nie mit seinem Stoppschild zu winken angefangen hat, als ihre Mail kam, warum er vom Gnom geträumt hat und all solche Sachen.

Fast zwanzig Minuten hat der Hepp geredet, wie immer, wenn er dem Kilian etwas zu erklären versucht hat. Der Kilian hat sich das alles angehört, ohne sich anmerken zu lassen, dass er längst verstanden hatte, was der Hepp tun muss. Als er gemerkt hat, dass aus dem Hepp nichts Vernünftiges mehr herauskommt, nur noch Wiederholungen, da hat der Kilian gesagt: „Paul, ich habe zwei Erklärungen. Eine philosophische und eine geografische. Was anderes kann ich nicht, aber das weißt du ja eh. Welche willst du hören?" – Der Hepp dachte: Steffi hatte recht, der blöde Hund sagt, er weiß nichts, dabei weiß er, dass er alles weiß. Den hätte ich verlassen, noch bevor ich mit ihm zusammengekommen wäre. Und er hat gesagt: „Beide natürlich, o heiliges Orakel."

„Das kostet extra."

„Okay, eine Extrageschichte?"

„Zwei."

„Zwei Extrageschichten?"

„Zwei Erklärungen – zwei Geschichten. Einfache Rechnung, Paul."

„Aber ich hab keine mehr!"

„Dann erfinde welche, du bist doch Psychiater."

„Nein, Kilian, Psychiater können keine Geschichten erfinden. Deshalb sind sie doch Psychiater geworden, damit andere ihnen Geschichten erzählen."

„Paul ..."

„Na gut, zwei Geschichten."

Und der Hepp hat bezahlt, zwei Geschichten über die Steffi, die letzte Frau vom Kilian, eine original und eine halb erfunden, aber für die beiden Männer trotzdem gut, vor allem die halb Erfundene, da ging es um Männerthemen, aber eigentlich ging es ja schon lange nicht mehr um die Geschichten, sondern um das Ritual, so wie man das neue iPhone ja nicht kauft, weil es besser ist, sondern weil es besser ist, das Neue zu haben. Schwierig zu verstehen, ich weiß.

Eigentlich hätte der Hepp sich die eine von den beiden Steffigeschichten sparen können, die für die philosophische Erklärung, weil die hat der Hepp eh wieder mal nicht so richtig verstanden.

Kilian hatte irgendetwas von Descartes geredet und von John Locke, der gesagt habe, bevor man etwas verstehen könne, müsse man es mit den Sinnen erfassen. „Also, Paul, Locke sagt, der Ursprung menschlichen Wissens ist eben nicht der Glaube oder die Meinung, sondern das Denken, und dem liegt das Wahrnehmen und Reflektieren zugrunde. He, Hepp, hör zu, ich meine, du hast dafür bezahlt." Der Hepp hat gedacht, wie immer, warum erzählt er mir das – doch nur, weil er sich wieder an einer Steffigeschichte aufgeilen will. Oder weil er mir wieder zeigen möchte, wer den Längeren hat, geistig. Jedenfalls schizoid. Und irgendwie philosophisch pervers, der Kilian. Die arme Steffi. Das hat der Hepp gedacht, während der Kilian im Hintergrund von Locke und von der Aufklärung geredet hat.

Aber die geografische Erklärung hat dem Hepp dafür umso mehr geholfen, weil der Kilian hat ihm erklärt: „Wenn du eine Grenze aus der Luft sehen möchtest, also auf einem Satellitenbild, dann darfst du nicht die Grenze suchen, weil du die in aller Regel nicht siehst. Aber du siehst die Wirkung, die von ihr ausgeht, also die Anordnung von Feldern, begradigte Flüsse, unerwartete Straßenverläufe und so Sachen. Aber lass dich nicht beirren, wenn da, wo du die Grenze vermuten würdest, weil alles darauf hindeutet, wenn ausgerechnet da etwas ist, was da nicht hingehört. Das ist kein Beweis, dass da keine Grenze ist. So habe ich die illegalen Minen in Lateinamerika gefunden und schließlich die in Peru. Da war etwas, was da nicht hingehörte, was nicht zu meiner Erwartung gepasst hat."

Und da hat der Kilian eine Pause gemacht, und er hat ein bisschen so getan, als müsste er nachdenken, wie sein Vortrag weitergeht, aber der Hepp hat genau gewusst, der Kilian könnte drei, vier Stunden so weiterreden, der hat ganze Enzyklopädien spontan in sich griffbereit, dem musst du nur ein Thema geben, schon hast du die kleine Kilian-Wikipedia-One-Man-Show. Aber für den Hepp war die Pause gut, und so gesehen war der Kilian eben ein wirklich guter Freund, weil zum Beispiel Bergwanderung mit wirklich gutem Freund ist so, dass der eine Pause macht und so tut, als könne er kaum mehr, aber in Wirklichkeit hat er gesehen, du bist bereits vollständig mit Haut überzogene Milchsäure.

Jetzt hat der Hepp also ein bisschen nachdenken können, während der Kilian so sein Glas in der Hand geschwenkt hat wie der reinste Weinkenner. Aber bei Kilian Weinschwenken eher Warte- als Degustationshandlung, weil bei seinem Discounterwein wäre nicht einmal dann eine nur ansatzweise komplexe Blume aufgestiegen, wenn er ihn mit dem Handrührer, Stufe drei, verquirlt hätte.

Der Hepp hat für sich zusammengefasst, was er verstanden hatte. Bisher war es zwar noch nicht so ganz schwierig, aber besser, man fährt das mal als Zwischenernte ein, weil der zweite Teil bei Kilian erfahrungsgemäß sehr komplex, komplexer als jede Blume. Der Hepp war in Gedanken gerade dabei, noch einmal für sich zu verstehen, dass er sich nicht verwirren lassen soll, wenn gerade dort, wo eine Grenze zwischen ihm und Lydia sein müsste oder ist, weil es so gehört, wenn eben genau dort etwas ist, was so gar nicht nach Grenze aussieht, also zum Beispiel – und da hat der Kilian fertig geschwenkt gehabt und hat weitergemacht: „Da ist dann eben der John Locke wichtig, Paul, auch wenn du vorher nur so getan hast, als würdest du zuhören, und in Wirklichkeit wahrscheinlich wieder etwas Despektierliches über mich gedacht hast. Also, hör wenigstens jetzt zu, zweiter Bildungsweg für dich. Weil Locke heißt hier: Bei dem, was du mit dieser Jugendlichen erlebt hast, da hast du etwas mit den Sinnen erfasst, sagen wir mal eine Diskrepanz; eine Diskrepanz zwischen dem, wie die Grenze zwischen euch aussehen sollte, und dem, was sie genau an der Grenze gemacht hat. Das ist die entscheidende Grundlage, es zu verstehen, zum Beispiel als Fremdes in der Grenze. Erfasst hast du es, Paul, mit den Sinnen wahrgenommen. Reflektiert hast du es auch.

Wahrscheinlich bist du ja wieder zigmal im Kreisverkehr rumgefahren, gibs zu. Aber jetzt, mein Lieber, hilft dir kein Glauben, kein Vermuten, jetzt musst du denken, Paul, auch wenn das den schlichten Gemütern gar nicht direkt als Standardausrüstung in die Wiege gelegt worden ist, weißt du."

„Ich gebe das ja ungern zu, aber ich hab dich noch nicht bis ins letzte Detail verstanden, Kilian."

„Das habe ich nicht anders erwartet. Schlaf drüber. Und denk daran, du solltest jetzt beginnen zu denken. Bring deine Intuition und dein Wissen endlich zusammen. Also geradeaus statt Kreisverkehr. Ist es so klarer?"

Nein, hat der Hepp gedacht. Und gesagt hat er: „Ja."

Vielleicht ist es ja auch gut, wenn so jemand nur Bezirksgeschäftsstellenleiter von Greenpeace ist, weil der verschwurbelt ja sogar mir den Kopf, um wie viel mehr wäre das bei den psychisch Kranken so eine Verschwurbelung, das gäbe eine gewaltige Kostenexplosion im Gesundheitswesen, weil Doktor Kilian Schröfer wieder mal am Heilen ist. Schröfer-Verschwurbelungszulage, ob man das bei den Krankenkassen durchbringen würde? Das dachte der Hepp auf dem Nachhauseweg, und er musste ein bisschen grinsen dabei, und dabei fiel ihm auf, dass er das erste Mal gegrinst hatte, seit Lydia ihre Mail geschickt hatte. Offenbar war er ein Stück weitergekommen, ohne es zu merken; ein bisschen wie wenn du ein Tor geschossen hast, aber du hast keine Ahnung, wie viel es steht.

6

Wenn der innere Rechtsdienst merkt, da kommt ein Kilian daher und fährt einfach über das Stoppschild hinweg oder er sorgt dafür, dass einer wie der Hepp darüber nachdenkt, das zu tun, dann macht der innere Rechtsdienst von seiner ätzendsten Waffe Gebrauch, und die ist eklig, weil man sich praktisch nicht gegen sie wehren kann, nämlich: der Traum. Wenn Sie mal versucht haben, sich gegen einen Traum zu wehren, dann werden Sie die Erfahrung gemacht haben, das kommt dann nur noch schräger heraus, dann sind die Naturgesetze zum Beispiel nicht nur aufgehoben, nein, sie haben sich gegen dich verschworen, dann fällt dir eben die blödsinnige Stahlkugel mit der Marilyn Monroe drauf nicht nur auf den Boden, sondern sie stürzt dir direkt ins Gesicht, aber so, dass jeder plastische Chirurg allein mit dir seinen Lebensabend auf den Fidschis gesichert hätte.

Der Hepp hatte sich natürlich vorgenommen, nicht von der Lydia zu träumen, und das hat auch gut geklappt, aber vor allem weil Kinderpsychiater eh kaum von ihren Patienten träumen, weil das wäre ja, wie wenn beim Hautarzt im Traum der fiese Herr Melanom und die juckende Frau Ekzem gemeinsam vor dem Scharfen Löffel davonlaufen oder wie wenn die Podologin sich die aufgesplitterten und verpilzten Großzehennägel im Ringelreihen zusammenträumt.

Nein, ein bisschen Anstand hat ja auch das Unterbewusstsein vom Psychiater meistens, und wenn man es gut pflegt und sich eben nicht kurz vor dem Schlafengehen noch mit blitzenden Brotmessern längs aufgeschlitzte und am rostigen Haken hängende feindliche Kampfsäuglinge aus der DVD-Sammlung seines dreizehnjährigen Sohns anschaut, dann belohnt es einen auch dadurch, dass man von der Marilyn Monroe träumt oder schlimmstenfalls auch mal von der Steuernachzahlung, aber eben nicht davon, was sich eh den ganzen Tag im Bewussten oben wichtigmacht.

Aber ich muss ja niemandem sagen, was er abends vor dem Schlafengehen tun soll oder besser lassen, nur man darf sich nachher nicht beim Psychiater beschweren, die Antidepressiva seien schuld oder die ganze Therapie überhaupt, weil man wieder mal von seinen an Eisenstangen aufgespießten und mit glühenden Hufeisen im schmerzverzerrten Gesicht behandelten, wehrlosen Vorgesetzten geträumt hat statt schön von Dünenlandschaften in der sonnigen Camargue.

Der ägyptische Pharao Heterepteses aus der 18. Dynastie wollte sich die Inschrift einer Grabkammer übersetzen lassen, in die er bei seinem Krieg gegen die aufständische nubische Provinz Aswen vorgedrungen war. Ilephtes, der Schriftgelehrte des Pharaos, war indes – noch ohne die Inschrift zu kennen – überzeugt, es würde die Nubier zum Sieg führen und damit den Untergang seines Pharaos einläuten, wenn Heterepteses die Inschrift lesen würde, und so weigerte er sich, die Hieroglyphen zu übersetzen. Heterepteses, der zwar als fortschrittlicher, aber auch als unnachgiebiger Herrscher galt, war über so viel Widerstand seines Untergebenen derart erzürnt, dass er beschloss, den weisen Mann vor die Wahl zu stellen: Entweder, er übersetzt seinem Herrscher die Schriftzeichen, oder er muss den Nil, in dem zu jener Zeit neben Krokodilen auch noch reichlich Nilpferde lebten, schwimmend durchqueren, jedoch mit Steinen an Armen und Beinen.

Ilephtes, selbst Nubier, mühte sich, Heterepteses verständlich zu machen, warum nubische Grabinschriften heilig sind: weil sie das geheime Wissen des Verstorbenen verewigen und zugleich begraben und damit Raum für das Neue schaffen sollen. Er warnte den mächtigen Herrscher, dass er mit rasender Wut der ohnehin aufgebrachten Aswener rechnen müsse, wenn diese erführen, dass die heilige Inschrift wieder ans Tageslicht gebracht und damit zugleich entehrt worden sei.

Doch der Pharao zeigte sich so, wie er bekannt war: entschlossen und unnachgiebig. Ilephtes, der am Hof eine beachtliche Stellung erlangt hatte, sah sich schließlich gezwungen, der Aufforderung des Pharaos Folge zu leisten, wenn ihm das Leben lieb wäre, und so machte er sich schließlich mit Heterepteses auf den Weg zur Grabkammer.

Der misstrauische Pharao hieß seine Gefolgsleute, vor dem Eingang zur Grabkammer zu warten, und stieg mit Ilephtes die zahlreichen Stufen hinab, die zu der Kammer führten. Dort übersetzte dieser seinem Gebieter mit bangem Gefühl die Botschaft. Weil ihn der Pharao aber allen Warnungen zum Trotz gezwungen hatte, die eigene nubische Kultur zu verraten, hatte Ilephtes beschlossen, ihn zu töten und damit nicht nur seine eigene, sondern die Ehre seines ganzen nubischen Volkes zu retten.

Und so stieß er den Pharao beim Verlassen der Grabkammer die steile, in den Fels geschlagene Treppe hinunter, entwand dem am Boden liegenden, verletzten Herrscher über Ägypten das Schwert und hielt es ihm an den Hals. Der Pharao, mit einem Mal entmachtet und hilflos, bettelte um sein Leben und versprach Ilephtes, von seinem Wissen keinen Gebrauch zu machen, doch Ilephtes rief: „Der Stolz von uns Nubiern ist ungleich mächtiger als deine Neugier, und der Zorn meines Volkes soll dich treffen, Heterepteses." Und er fügte hinzu: „Sechs Uhr dreißig, die Kurznachrichten", und da hat der Hepp den Radiowecker ausgemacht.

„Ist das wirklich passiert, also weißt du, war das echt, hast du das irgendwoher?"

„Keine Ahnung. Könnte passiert sein. Solche Sachen sind ja früher oft passiert, oder?"

„Ja, schon", hat die Caroline nachgehakt, „aber ich meine, weißt du da irgendeine Geschichte, oder hat sich das dein kleines Psychohirn wieder mal einfach zusammengedichtet?"

„Großes", hat der Hepp korrigiert, und dabei hat er in den Milchschaum gestiert, aber nur aus Müdigkeit, weil manchmal ist es ein bisschen mühsam, woanders hinzuschauen, wenn man müde ist, und dann schaut man halt in den Milchschaum, obwohl man eigentlich seine Frau anschauen sollte, aber die hat man ja andererseits auch schon so oft gesehen.

„Ich muss los, großer Heterepdings. Lass dich nicht die Treppe runterstoßen heute, Ägypten braucht dich."

Jetzt, zum Schauen war der Hepp noch ein bisschen zu müde, aber zum Denken nicht, das war halt beim Hepp genau andersrum als bei seinen Jugendlichen, die sind ja gerne mal zum Denken noch ein bisschen müde vormittags und nachmittags in der Schule, aber zum Schauen nicht. Der Hepp hat in seinen Milchschaum hineingedacht, da habe ich ja wirklich eine liebenswerte Mischung aus Agilität, Schlichtheit, Humor und Uninteressiertheit an mich hingeheiratet. Er hatte es so weit gut mit der Caroline.

Keine Ahnung, ob das wirklich passiert ist. Wahrscheinlich hat sich das ja echt mein großes Psychohirn ausgedacht. Caroline wollte sicher eigentlich sagen, „krankes Psychohirn", aber das ist halt schon speziell an ihr, dass sie solche Sachen sagt, obwohl sie etwas ganz anderes spricht.

Die Nilkreuzfahrt hat sich jedenfalls nachträglich gelohnt. Dass er einmal zu diesem Schluss kommen würde, hatte sich der Hepp nicht im Traum gedacht, weil zehn Tage mit sechzig Urlaubern, die eher nach dem allerallerletzten Hospiz-Wandertag aussahen, das war hart, aber gewonnen ist gewonnen, da hatte die Caroline halt mal wieder etwas zu viel Glück gehabt, und weil es so schwer erträglich war, hat der Hepp sich zum Erfrischen immer vorgestellt, wie viele Mitreisende man jeweils in einen von diesen Sarkophagen kriegen würde, weil mumifiziert waren sie ja praktisch schon so gut wie, und die Sarkophage riesig, die Mitreisenden aber alle kompakt zusammengeschrumpelt, weil im Alter die Wirbelsäule wie Schiffszwieback.

Also nicht gelohnt, weil er etwas über die Ägypter gelernt hat, weil das, was man auf so einer Kreuzfahrt lernt, das ist ja völlig beliebig, Pharao Dings, Pharao Dongel, hier, diese Hieroglyphe heißt Glück, kann je nach Zusammenhang aber auch Huhn oder voller Sand heißen, und der Granit für den Obelisken stammte aus Assuan. Egal, weil im Hospiz brauchst du das nicht mehr, da sind andere Sachen wichtig, und die Leute auf dem Schiff haben sich auch nicht über die 18. Dynastie unterhalten, sondern über den besten Blumendünger, ganz praktische Lesehilfen, die man da irgendwo im „Internetz" bestellen könne, und wer wie viele Stents in den Koronargefäßen hatte (Rekord: acht).

Gut, bei den Leuten auf dem Kreuzfahrtschiff hat sich der Hepp schon auch gefragt, warum die sich noch für Blumendünger interessiert haben, weil keiner von denen hat so ausgesehen, als ob er im nächsten Frühling noch erleben würde, wie schön die Geranien blühen, aber jedenfalls hat bestimmt niemand über die Technik des Granitabbaus im Steinbruch von Assuan geredet. Also nicht deswegen gelohnt, sondern weil der Hepp dort irgendwas für seine Fantasie gelernt hat, Futter für das kranke Psychohirn sozusagen.

Und jetzt hat er die Früchte geerntet, einen komischen Traum, aber einen, den er übersetzen konnte, weil als Assistenzarzt hatte er ein halbes Jahr lang in der Psychoanalyseausbildung Traumdeutung gelernt. Deshalb Heterepteses eigentlich fast Grundkurs Traumdeutung. Trotzdem hat der Hepp noch schnell im „Internetz" – da hat der Hepp noch mal schmunzeln müssen – nachgeschaut, aber natürlich hat er keinen Heterepteses gefunden und auch kein Aswen und nichts von einem Ilephtes, und da war der Hepp ein bisschen stolz, dass er so kluge Namen einfach zusammenträumt, das könnte auch nicht jeder, und er hat gestaunt, dass er diese klugen Sachen sogar in bestem Reiseführerdeutsch geträumt hat.

Grundkurs Traumdeutung, das ging beim Hepp am besten in seinem rostigen Fiat auf dem Weg ins Waldsonnenheim. Er wusste selbst nicht genau, warum das so war, vielleicht, weil du in einem Fiat immer das Gefühl hast, die Umwelt und du verbinden sich miteinander, die Grenzen lösen sich auf, innen ist außen, und außen ist zugleich innen, vom Außen bist du jedenfalls nur durch eine bröselige Substanz getrennt, die einmal etwas anderes war, also die Form ist anders als das, woraus sie besteht.

Komische Erklärung vielleicht, aber für den Hepp war das auch zweitrangig, Tatsache war, dass er beim Traumdeuten nie so schnell vorankam wie in seinem Korrosionsklumpen. Weil – Nachtrag: Schnell vorankommen und Fiat, das passt ja eigentlich wirklich nicht in einen Satz, aber für den Hepp eben schon, geistig.

Hier war es einfach, weil Heterepteses gleich Hepp, die Inschrift ist das Auf-den-Schoß-Sitzen oder die Mail von der Lydia, Ilephtes der Polizeipräsident und die Botschaft vom Traum: Wenn du versuchst, das alles zu verstehen, Pharao Hepp, dann verletzt du eine Kultur, und dann wird dich der Juristengnom fertigmachen. Natürlich passen da manche Sachen nicht, aber andere wieder ganz erstaunlich, weil das Unterbewusstsein vom Hepp hat da vielleicht schon geahnt, dass der Polizeipräsidenten-Ilephtes ihm das Auf-den-Schoß-Sitzen recht gut würde übersetzen können.

Jetzt mit den Sachen, die nicht so passen, zum Beispiel dass der Polizeipräsidenten-Ilephtes ja nicht am Hof des Hepp-Pharaos tätig war oder der Hepp eigentlich ja nicht misstrauisch wie so ein Pharao, im Gegenteil, da muss man schon sagen, es wäre doch ein bisschen viel verlangt vom Unterbewusstsein, wenn es alles wissen und dann auch noch eins zu eins präsentieren würde. Das hat ja auch etwas Gutes, dass das Unterbewusstsein so unvollkommen ist und uns so kryptische Träume nach oben schickt, weil sonst müssten die ganzen hochgepriesenen oder auch nur hochpreisigen psychoanalytischen Ausbildungsinstitute dichtmachen, weil jeder dahergelaufene Hobbyträumer seine Geschichten selber erklären würde.

Das Spezielle am Ägyptentraum aber, das ist dem Hepp eingefallen, als er wieder mal das Gefühl hatte, wenn er jetzt noch ein kleines bisschen mehr auf die Bremse drückt, dann schrappt er mit den Absätzen seiner neuen Timberlands direkt auf dem Asphalt lang wegen Fiat-Unterboden. Da fiel dem Hepp jedenfalls auf, dass Heterepteses zwar verletzt und bedroht worden war, aber eben nicht umgebracht, und der Hepp glaubte nicht an Zufälle, sprich Heterepteses hat nur wegen den Kurznachrichten überlebt, der soll froh sein über den Radiowecker vom Hepptherepteses aus der 93. Panasonic-Dynastie.

Wenn man den Hepp kennt, weiß man, dass für ihn alles einen Grund, eine Bedeutung hat. Wenn sein Unterbewusstsein zum Beispiel gewollt hätte, dass Ilephtes wirklich mit dem Pharaonenblut die Grabkammer versaut, dann hätte es mit dem Traum eben eine halbe Minute früher angefangen, damit bis zum panasonischen Signal alles schön vorbei gewesen wäre. Nein, dass Heterepteses eben nicht weggedolcht wurde, das hatte schon seinen Grund, da war sich der Hepp sicher, eine Botschaft an den Hepp da oben von unten, Hepp, das kannst du überleben. Da war der Hepp vollends entschlossen, der Lydia zu antworten, Rechtsdienst hin oder eventualiter her. Aber was antworten?

7

Im Waldsonnenheim hatte man auf den Doktor schon gewartet, und als er seinen rostbröseligen Fiat auf den Parkplatz klapperte, kamen ihm schon zwei aufgeregte, aber natürlich auch irgendwie stimulierte Kinder entgegen, weil sich der Ben im Bad eingeschlossen hatte, zwei Stunden schon, und die Sozialpädagogen bereits völlig entnervt, weil Ben sich weigerte, das Bad zu verlassen, wenn man ihm nicht frische Handtücher bringen würde. Waldsonnenheim ist nicht Kempinski, klar, aber frische Handtücher, das sollte ja noch drinliegen, möchte man meinen.

Aber es waren halt auch nicht die ersten frischen Handtücher an diesem Morgen, auch nicht die zweiten, dritten oder vierten, sondern es war bereits das elfte Mal, dass er nach frischen Handtüchern verlangte, der Ben, weil die anderen zehn bei der Übergabe beschmutzt worden seien, mit der Türklinke in Kontakt geraten, den Ehering vom Jenal, dem Sozialpädagogen, berührt, die Duschkabine gestreift, jedenfalls kontaminiert, voller Staphylokokken und Clostridien, unbrauchbar, da hat der Ben fluchen müssen, jedes Mal mehr, und bereits beim sechsten Paar Handtücher war er bei der „verfickten Drecksaugotteshurenmutter", da können Sie sich vielleicht ausmalen, wo er beim zehnten Handtuchpaar angelangt war.

Der Jenal hat zurückgebrüllt, auch nicht ganz in Ordnung, aber wenigstens keine Drecksaugotteshurenmutter, aber auch nicht richtig therapeutisch, und er hat zu der Pädagogikpraktikantin, der Claudia, gesagt, sie soll sich darum kümmern, dass die anderen Jugendlichen wenigstens in die Schule gehen, aber die Claudia, die hat ja eigentlich nicht gestottert, nur wenn sie aufgeregt war. Gut, da muss sie sehr aufgeregt gewesen sein, weil über „Der Herr Jenal sag ... sag ... sag ..." kam sie nicht hinaus, und den Jugendlichen hat das gut gefallen, weil „Der Herr Jenal Sack, Sack, Sack", das hätte sie ja nicht treffender formulieren können.

Überhaupt waren sie wesentlich mehr darauf neugierig, was dem Ben als elfter Komparativ einfallen würde, als darauf, wie die Nebenflüsse der Donau heißen, und selbst die ärgsten Hyperkinetiker standen fokussiert und aufmerksamer denn je gewissermaßen als Lernende da, wenn auch in genügend Abstand, weil man nicht wusste, ob die Steigerungsform zur Drecksaugotteshurenmutter nicht irgendwann fliegende Zahnputzbecher oder Spiegel sein würden, weil sie wussten ja nicht, dass Ben eine Zwangsstörung mit Tourette hatte, also nichts herumwerfen außer Gottesmütter und dergleichen.

Der Jenal also: „Du kannst mich am Arsch lecken." Nach einem Nachtdienst ist das mit der Empathie ja auch wirklich schwierig, da vergisst man dann schnell auch mal, dass man ja in der Pädagogischen Hochschule gelernt hat, man sollte die Klienten nicht mit Arsch-Wörtern ansprechen, Eltern sowieso nicht, aber eigentlich Kinder schon auch nicht. Und jetzt in der konkreten Situation, wo der Ben „out of control" vor sich hingezwängelt hat, da hat das ja auch gar nicht unmittelbar zur Entspannung der Situation beigetragen, vielleicht sogar eher im Gegenteil, weil der Ben hat durch die verriegelte Tür zurückgebrüllt, durch das Arsch-Wort seien jetzt alle Handtücher im Haus beschmutzt, jetzt müsse man neue kaufen, sonst müsse er etwas ganz Schlimmes machen, und da hat der Jenal aufgegeben und etwas gedacht, da wären sofort alle Handtücher in allen Kaufhäusern der Region oder vielleicht sogar weltweit und sogar noch alle Baumwollstauden dazu kontaminiert gewesen, wenn der Ben das gehört hätte.

Ein weitverbreiteter Irrglaube, dass der Psychiater in solchen Situationen etwas retten kann, das dachte sich der Hepp, als ihm der Jenal umständlich erklärt hatte, was mit dem Ben im Badezimmer abgegangen war. Wenn es brennt, ruft man die Feuerwehr, weil man weiß, die hat Schläuche, Wasser, Schaum und so Schutzanzüge. Wenn der Abfluss verstopft ist, holt man den Mann, der mit einer langen Drahtspirale alles verquirlt, was deine Familie in den Siphon hinuntergerotzt hat, und dann weiß man, dass der 485 Euro dafür verlangen muss, weil er die längste und dickste Drahtspirale der ganzen Stadt hat und weil er einen zweiwöchigen Kurs gemacht hat im Verquirlen.

Wenn aber ein Jugendlicher nicht mehr aus deinem Badezimmer kommt, sondern dort die Muttergottes beleidigt und deine Frottierware verschmäht, dann holst du den Jugendpsychiater, aber der hat keine Drahtspirale, um den Jugendlichen mal recht durchzuquirlen, und einen zweiwöchigen Kurs hat der Herr Jugendpsychiater auch nicht gemacht, sondern sechs Jahre Medizinstudium und dann fünf Jahre Facharztausbildung, aber dort nie ein Wort davon, dass du irgendwann mal einen „Fotzenschleckerarschbluterpsychiater“ um die Ohren gehauen bekommst, wenn du durch die geschlossene Badezimmertür ganz professionell fragst, ob es etwas gibt, womit du im Moment helfen könntest, und das, obwohl du gar nicht erst neue Handtücher dabeihast.

Warum der Ben nachher die Tür doch aufgemacht hat, das konnte der Hepp wie immer in solchen Situationen gar nicht so genau sagen. Aber es war eine merkwürdige Erfahrung: Irgendwann kommen sie aus dem Badezimmer oder vom Fensterbrett oder sie legen die Rasierklinge weg oder sie kommen zurück ins Familiengespräch, weil Menschen in der Krise, das wusste der Hepp, Menschen in der Krise haben zuerst einmal das Bedürfnis danach, dass die Krise vorbei ist, dass Ruhe ist, wie auch immer, notfalls durch den Sprung von der Brücke. Und das ist halt beim Abfluss anders und auch beim brennenden Heustadel, weil dem Abfluss ist es in der Regel egal, ob er verstopft ist oder nicht, und der Heustadel brennt so lange, bis der Sauerstoff weg ist oder bis alle Kohlenstoffatome oxidiert sind. Deswegen hat es der Psychiater ja auch viel leichter als der Abflussmann, weil der Abflussmann darf nicht damit rechnen, dass der Abfluss bewusst oder unbewusst mithilft, dass es wieder besser wird.

Der Hepp hatte übrigens gar nicht die Vorstellung, dass er etwas besser macht als die anderen, die vor ihm aufgegeben hatten. Es war eher das Gefühl, das sich einstellt, wenn einem die Caroline beim Frühstück das selbst abgefüllte Marmeladenglas gibt – „Kannst du das mal aufmachen, ich krieg das nicht auf" –, und dann ein kleiner Dreh: Held. Und beide – oder sogar alle drei, das Marmeladenglas selbst nämlich auch – wissen, wieso Held, weil die Frau es ja schließlich gelockert hatte (und jetzt nur für die Frauen unter Ihnen: Nicht sagen, er weiß es eh, und es ist auf längere Sicht für die Beziehungsstabilität eher förderlich, wenn Sie da Signale irgendwo im Bereich zwischen kleiner Bewunderung und unaufgeregter Gewissheit aussenden).

So war das beim Hepp auch. Der Jenal hatte den Ben ja schon gelockert, und der Jenal hat das eben leider nicht gelesen gerade, und deshalb hat er zum Hepp sagen müssen: „Ja, da ist klar, dass der Ben das aufgeben musste, ich hatte mit ihm ja schon bis an den Rand gekämpft, da konnte er jetzt bei dir mit erhobenem Haupt aufgeben." Da hat der Hepp gesagt: „Ben, der Marmeladendeckel", und die Claudia hat gelacht, nur verstanden hat sie es auch nicht, wie der Jenal, aber sie war ein bisschen verliebt in den Doktor, weil der so kluge Sachen immer gesagt hat, und eigentlich hatte sie ganz andere Fantasien, wo er ihr kluge Sachen sagen könnte, ach ...

Jetzt wegen der Lydia ihrem Mail. Auch Psychiater bekommen Mails. Weil es ist gar nicht so, dass Psychiater den ganzen Tag in monströs großen Ohrensesseln oder Le-Corbusier-Stühlen herumsitzen und über das reflektieren, was die Patienten ihnen erzählt haben. Psychiater sitzen auch meistens auf ganz normalen Stühlen.

Der Hepp setzte sich auf seinen Schreibtischstuhl, schaute durchs Fenster auf den großen Ahornbaum draußen und dachte nach. Er hatte seinen Schutzanzug ausgezogen und in sich versorgt. Der Feuerwehrmann hängt seinen Schutzanzug nachher an den Haken an der Wand, wenn der Heustadel ganz heruntergebrannt ist, den er selbst angezündet hat. (Da hat der Hepp kurz grinsen müssen, weil sie jedes Jahr in vierzehn europäischen Ländern bei den Leuten die vertrauenswürdigsten Berufe abfragen, und immer gewinnen die Feuerwehrleute mit 95 Prozent.) Der Rohrfixmann rollt seine riesige, dicke Spirale ein und versorgt sie in seinem Kleintransporter, auf dem steht: „Rohrfix saugt und bläst".

Und der Psychiater streift sich die unsichtbare, schmutzabweisende zweite Haut ab, ohne die er sich dem allgemeinen Bewunderungs- und Verachtungstenor seiner Verwandtschaft anschließen müsste, wenn die wieder einmal zu dem Schluss kommt: „Also Jugendpsychiater, das könnte ich nicht." Ein ausgewiesen blöder Satz, fand der Hepp immer, aber er wusste gar nicht genau, warum. Für diese zweite Haut gibt es keinen Kleiderhaken, weil du musst sie ja immer dabeihaben, zumindest wenn du im Waldsonnenheim arbeitest. Also räumst du sie am besten in dich selbst hinein. Vorteil gegenüber dem Chirurgen und dem Rohrfixmann: Du hast dein Arbeitswerkzeug immer dabei und kannst jederzeit und überall lospsychiatrisieren; Gallenblase entfernen auf dem Marktplatz oder Rohr freiquirlen in der U-Bahn: schwierig. Auch Brand im Asylbewerberheim löschen schwierig ohne Feuerwehrauto. Aber psychiatrische Notfallintervention beim Helene-Fischer-Konzert zwar aussichtslos, aber möglich.

Der mächtige Ahornbaum wiegte sich geräuschvoll im lauwarmen Wind, der einen ersten Anflug von Sommer in seinem jungen Gefieder trug. Das sollte bei einem richtigen Buch jetzt hier stehen. Aber der Ahornbaum wiegte sich überhaupt nicht, sondern er stand genauso bezugslos und tumb wie immer im Garten hinter dem Waldsonnenheim. Der Hepp schaute durch ihn hindurch und versuchte, sich zu sortieren.

Wenn du mal in einem gewissen Alter bist, dann kommt die Struktur nicht mehr selbstverständlich wieder, wenn dir ein psychischer Heustadelbrand die Ordnung durcheinandergebracht hat. Der Hepp hatte zwar noch keine Liste bei sich, über die er „To-do-Liste“ hätte schreiben müssen, er fand immer, das ist die letzte Liste, bevor sie dir die um den Hals hängen, auf der steht: „Name, Vorname, Geburtsdatum, im Notfall bitte das Sankt-Florian-Heim benachrichtigen, Telefonnummer ...“ Aber so ein bisschen Ahornbaum hat der Hepp schon gebraucht nach so einem Ben-Flächenbrand, zum Sortieren. Und dann kam es schon auch vor, dass er vor sich hin redete. Nicht so wie die Leute, die im Großraumbüro sitzen und die ganze Zeit halblaut so Sachen vor sich hinsagen wie „So, dann räume ich mal die Gummiringe in die Schublade“ und „Puh, jetzt habe ich aber eine kleine Rauchpause verdient, das mit den Gummiringen war ziemlich heavy“. So schon nicht. Eher so: „Also, konzentrier dich, Hepp! Was wolltest du heute erledigen?“

Kilian hatte gemailt, Paul, melden, mir ist noch was eingefallen. Außerdem einmal Penisverlängerung, einmal „Lotorigweinn 500,000,000 USD“, ein Pharmaunternehmen, die Mutter von Sophia, die Valentina mit ihren „Nachtwachgedanken“, weil der Hepp seit einem Jahr mit der Valentina Mailtherapie machte, nachdem das Jugendamt Valentina für ein Timeout bei einem Vorarlberger Bergbauern platziert hatte, damit sie aufhört, so blöd zu tun, und damit sie dort ihr Trauma loswird, weil sie mit zehn von ihrem alkoholkranken Stiefvater und von seinem „besten Freund“ aus dem Kosovo verschleppt worden war. Eine Mail von Rolf, einem Oberarztkollegen, wegen Nachtdiensttausch. Der Hepp scrollte nach unten, weil er hat ja die Lydiamail gesucht. blackwinter@surf.com. Jetzt da hätte der Absender auch heißen können: objektkonstanz@surf.com.

„Hallo Herr Hepp. Lange her irgendwie. Das war alles strange damals. Na ja, vielleicht sehen wir uns mal wieder oder so. L." Das ist, wenn man von Jugendlichen nicht so recht was versteht, vom Informationsgehalt her ein bisschen wie „Wir sind jeden Tag am Strand, habe Surfen gelernt, easy. Super Essen, geiles Wetter. Bis bald, Alter." Claudia hatte dem Hepp einen Kaffee gebracht, ohne dass er darum gebeten hatte, Fürsorge. Irgendwann würde er mit ihr im Bett landen. Dachte sie. (Er auch.) Draußen zeterte Ben, aber nur etwa Frottierstufe zwei. Hepp nahm einen Schluck Kaffee, dann noch mal: „Hallo Herr Hepp. Lange her irgendwie. Das war alles strange damals. Na ja, vielleicht sehen wir uns mal wieder oder so. L."

„So, das muss ich jetzt noch in Erwachsenensprache übersetzen, weil es codiert ist", hat der Hepp leise vor sich hingesagt. Weil Jugendliche auf keinen Fall zugeben dürfen, dass sie etwas brauchen, schreiben sie Mails, die so daherkommen, als wäre eh alles egal, easy. Oder manchmal auch, weil sie es gar nicht merken, dass sie etwas brauchen. Dann codieren sie ihre Nachrichten, ohne dass sie das selber realisieren, weil sie denken, ich schreib doch voll normal. So wie Füße im Zug auf die gegenüberliegende Sitzbank stellen, ohne die vergammelten Chucks auszuziehen, eben auch eine codierte Nachricht ist, aber die meisten zugreisenden Herrschaften haben eben keine Lust auf codierte Nachrichten, sondern mehr Lust auf saubere Bundfaltenhosen und ein bisschen auch auf Ordnung. Der Hepp natürlich auch, aber eben auch immer ein wenig neugierig auf die Botschaft hinter dem Code. Klar, Füße auf der Sitzbank kann auch einfach die Botschaft sein: So ist das bequem für einen Jugendlichen wie mich mit so Beinen, die in den letzten zwei Jahren so wahnsinnig schnell gewachsen sind. Aber halt auch noch ganz viele andere Botschaften möglich, je nachdem, zum Beispiel: Ihr langweiligen Erwachsenen, ihr sitzt ja alle voll assi langweilig gleich da. Oder: Ich bin etwas Besseres. Oder etwas Anderes. Oder:

Regeln muss man frühzeitig bekämpfen, sonst machen sie einem das Leben schwer. Oder: Komm her, blödes Bundfaltenhosenopfer, ich kann schon dafür sorgen, dass du wieder ein Stückchen näher an den Herzinfarkt rückst. Lauter solche Sachen, und für den Hepp war es bei so etwas halt immer spannend, aus dem Kontext herauszulesen, was der Jugendliche wohl gerade meint, weil Füße auf der Sitzbank allein ist noch nicht so richtig spezifisch, aber wenn der Jugendliche zum Beispiel eine Bundfaltenhose trägt, dann scheidet schon eine Übersetzung aus. Trotzdem noch ein bisschen Babylon, die Füße auf der Sitzbank, aber der Hepp ja auch nur als gewöhnlicher Zugreisender und nicht jugendpsychiatrischer Zugbegleiter unterwegs.

Als Therapeut ist das dann schon eine andere Sache. Das gehört nämlich ganz wesentlich zur Therapie mit Jugendlichen, dass du das, was sie bringen oder nicht bringen, übersetzen musst. Weil wenn du das nicht machst, dann redet ihr schnell mal ein halbes Jahr auf Krankenkassenkosten aneinander vorbei, und die Eltern von dem Jugendlichen haben recht, wenn sie sagen: „Also ich weiß nicht, ob die Therapie beim Doktor Hepp unserem Jerry etwas bringt."

Dem Hepp hat das mit dem Übersetzen aber viel Freude gemacht, und je länger er das gemacht hat, desto sicherer ist er geworden. Seinen Assistenzärzten hat er deshalb auch von Anfang an erklärt, wenn der Jugendliche sagt „Verpissen Sie sich", dann meint er in der Hälfte der Fälle „Verpissen Sie sich", und in der anderen Hälfte meint er: „Unterstehen Sie sich, auch nur einen Mikrometer von meiner Seite zu weichen." Und die Assistenten haben dann immer genickt und so getan, als wüssten sie es eh schon, aber das hat der Hepp dann schon auch für sich übersetzt, dass keiner von denen zugeben würde, dass er voll keine Ahnung von so etwas hat.

Jugendliche übersetzen ist vor allem auch, das Gegenteil von dem mitdenken, was man sieht oder hört, also paradox denken. Beispiel: Jugendliche schnitzt sich elaborierte Höhenprofile in den Unterarm, alle denken, uah, eklig, schnell weg hier, iihh, aber du kannst nicht weg, weil sie sonst ausblutet wie ein abgestochenes Kalb, und außerdem braucht sie Hilfe, jetzt, sofort, ausschließlich und total.

Das ist halt so ein bisschen die Kunst vom Kinderpsychiater, dass er irgendwann versteht, ob er sich jetzt verpissen soll oder auf gar keinen Fall. Da hat es jetzt der Jugendpsychiater wieder ein wenig schwerer als der Rohrfixmann, ehrlich gesagt, weil der Rohrfixmann weiß, verpissen kann ich mich erst, wenn die Damenbinden-Haar-Spermatücher-Klumpen recht verquirlt sind. Oder wenn es Freitag vierzehn Uhr dreißig Uhr ist, klumpenunabhängig.

Also Lydias Mail nach außen hin voll zufällig, nebenbei, so wie „Ah, Herr Hepp, so ein Zufall, Sie auch hier im Supermarkt". Aber nach innen: „Überhaupt kein Zufall, Herr Doktor, ich bin Ihnen seit Tagen gefolgt, jetzt habe ich endlich den Mut, Sie anzusprechen, mir geht es scheiße, ich brauche Hilfe, sofort. Bitte!"

Der Hepp hat die Lydiamail abgeschrieben und rechts Platz für die Übersetzung in Normaldeutsch gelassen. Und dann sah es am Schluss so aus:

Hallo Herr Hepp	*Lieber Doktor Hepp*
Lange her irgendwie.	*Ich muss oft an früher denken.*
Das war alles strange damals.	*Da ist einiges schiefgelaufen, damals. Mir tut das leid, was da passiert ist. Ich war doof.*
Na ja, vielleicht sehen wir uns mal wieder oder so.	*Ich wäre sehr froh, wenn wir uns sehen könnten. Ich muss Ihnen etwas erzählen, ich glaube, ich brauche Sie.*
L.	*Liebe Grüße, Lydia*

Wie er Psychotherapeut wurde, hat man den Hepp immer wieder gewarnt, nicht zu viel in die Dinge hineinzuinterpretieren. Damals hat der Hepp schon gedacht, schön, pass ich auf, dass ich nicht zu viel hineininterpretiere. Aber vom Herausinterpretieren war ja nicht die Rede, das kann ich so lange und so viel ich will. Interpretiere ich einfach heraus, wenn ich nicht hineininterpretieren darf. Bei der Lydiamail war das einfach.

Schwieriger ist das mit dem Antworten, da kann man als Erwachsener sehr viel falsch machen. Zwar war dem Hepp nach dem Abend bei Kilian klar, dass er antworten müsste und würde. Aber selbst wenn du dich über den inneren Rechtsdienst hinwegsetzt und auch über den Herrn Polizeipräsident, ist es keinesfalls klar, wie und was du antwortest, weil Jugendliche wie die Lydia prüfen deine Mail, ohne dass sie es wollen, im Nanobereich auf die Beziehungsaussage. Wenn man nämlich genauso zufällig antwortet, dann findet der Jugendliche das „voll langweilig“ oder „krass egal“ und fühlt sich nicht beachtet. Schreibt man aber allzu emotional, dann ist das „voll schwul“ oder „pädo“ und „ey, was will der Typ?“.

Der Hepp war aber inzwischen Mailexperte, die Therapie mit der Valentina lief ja komplett über Mail, auch wenn der Professor Keller da skeptisch war, ob das gut war, aber er hat den Hepp machen lassen, wird schon recht sein, außerdem muss ich eh weg zum Kinderpsychiaterkongress nach Kopenhagen.

Der Hepp hatte schnell eine Antwort formuliert, und er wollte schon auf „Senden“ klicken, da krakeelte plötzlich einer hinter ihm herum, ganz übel, und das war nicht der Ben, sondern der Gnom, der hat alle Gesetzbücher, die er greifen konnte, unter den Arm gepackt und hielt dem Hepp jetzt juristische Vorträge. Nicht wirklich natürlich, aber die Fantasie ist ja so wie die Wirklichkeit, wenn man Angst hat, das kann man nicht mehr unterscheiden. Wenn du eine Brückenphobie hast, dann bricht diese Scheißbrücke wirklich genau unter deinen Füßen zusammen, und du landest in der

Schlucht, und das auch, wenn es deine Frau morgen definitiv nicht in der Zeitung lesen wird, weil das kannst du nicht mehr auseinanderhalten, ob die Brücke oder du selber einen Riss hast. Das ist nicht nur bei Kindern so, sondern auch beim Hepp und bei Ihnen und bei mir auch. Wenn du Angst vor dem Gnom hast, dann steht der in deinem Büro und hält Vorträge, rund um die Uhr, wenns sein muss.

Der Hepp hat vor sich hingebrummelt: „Das kann doch wohl nicht wahr sein, dass dieser linkische Winkeladvokat, dieser verzerrte Dorfjurist, dieser Gesetzquirler mich zensiert, ohne es zu wissen. Sicher nicht." Und dann hat er sie abgeschickt, die Mail.

Draußen war der Ben inzwischen wieder auf Stufe fünf, der Jenal solle doch „Kot fressen, er sieht eh aus wie eine verschissene Kloschüssel", natürlich auch auf eine Art ein Code, anderes Codiersystem als die Lydia, aber jedenfalls verschlüsselt und eine Botschaft, und da hat der Hepp seinen Schutzanzug ausgepackt und seine dicke, lange Psychodrahtspirale in die Hand genommen, und dann raus.

8

„Hat sie das wirklich gesagt? Echt jetzt oder erfunden."

„Nein, echt."

„Aber es stimmt doch überhaupt nicht."

„Was jetzt?"

„Das, was sie behauptet hat."

„Kilian, keine Ahnung, darum ging es ja nicht. Jedenfalls hat sie das so gesagt."

„Paul, du kannst hier alles absuchen, ich hab keine."

„Sie hat gesagt, du hättest sie bei den Schüsseln versteckt."

Der Hepp nahm einen Schluck Beaujolais, aber billiger Beaujolais, Kilian hatte eben andere Kompetenzen. Das hier war gut für den Hepp, weil bei Kilian hatte der Hepp eigentlich immer nur den Silbermedaillenplatz, aber bei ganz wenigen Themen war für ihn die schöne Goldene reserviert.

„Und um ehrlich zu sein, dir traue ich das zu, Kilian."

Kilian lachte, aber der Hepp hatte ihn auch schon entspannter erlebt.

„Paul, such halt. Ich hab keine Plastikmuschi, echt."

„Gut, dann fangen wir im Tiefkühler an."

„Paul, ich bitte dich ..."

„Oder im Mehl? Oder hinter deiner Voltaire-Gesamtausgabe? Was schlägst du vor?"

„Paul, du bist wegen etwas anderem gekommen."

„Gut, es ist die Voltaire-Ausgabe."

Der Hepp an Kilians Regal, schätzungsweise 35 000 Bücher, so kam es dem Hepp vor. Da konnte die Suche lange dauern.

„Sag mal, Voltaire müsste doch bei den Philosophen stehen, oder? Ich find ihn da aber nicht. Hast du ihn aus Versehen zur Unterhaltungsliteratur gestellt?"

„Nein, der steht schon bei den Philosophen, Paul. Aber du musst links neben Wittgenstein schauen, nicht rechts."

Der Hepp kam zurück an Kilians großen, wackligen Tisch.

„Also, ich habe bezahlt, Professor. Eine Steffigeschichte. Was bekomme ich dafür?"

„Mit dreckigem Geld bezahlt, Hepp, mit dreckigem Geld. Ich weiß nicht, ob ich das akzeptieren kann."

„Okay, Kilian. Apropos dreckig: Die Steffi hat gesagt, sie sah aus, als hättest du sie gebraucht gekauft, irgendwie."

„Du Arsch, setz dich."

„Ich höre ...?"

„Ich habe darüber nachgedacht, was du mir erzählt hast. Du warst nicht sicher, ob du diesem Mädchen antworten sollst, richtig?"

„Ja, wegen dem Gnom."

„Gut. Erzähl mir deine übelsten Fantasien, je dreckiger, desto besser."

„Meine Fantasien? Kilian, das habe ich doch gerade schon gemacht."

„Noch mal Arsch. Hm. Aber come on, erzähl."

Und der Hepp hat erzählt, alles, was ihm zu Lydia in den Sinn gekommen ist, Schoßsitzen, Kinderporno, Misshandlung, Missbrauch, Pädophilenringe, der Hepp ist tiefer und tiefer in den Fantasieabgrund gestiegen, dort, wo dir der Ekel geleeartig die Atemöffnungen verklebt, bis der Kilian gesagt hat: „Stopp."

„Wieso stopp?"

„Weil es egal ist."

„Wie, egal?"

„Paul, deine Fantasien sind nichts, sie sind falsch oder richtig, aber das spielt gar keine Rolle."

„Doch, natürlich, wenn das stimmt, dann ..."

„... dann wird dich der Gnom aus anderem Grund totbeißen. Es ist aber egal. Du bist bereits tot, wenn du das denkst. Der Gnom hat jetzt schon zugebissen. Du glaubst, du könntest vorsichtig sein, geschickt, superschlau. Der Gnom hat dich schon längst zerteilt. Aber gefressen wirst du von jemand anderem."

„Von dem Mädchen?"

„Ja, oder von dieser Praktikantin, Corinne, Carla ...?"

„Claudia?"

„Ja, von der."

„Aber was hat die damit zu tun?"

„Nichts, Hepp, jedenfalls wahrscheinlich nichts. Aber denk nach, come on."

„Komm nicht drauf, Professor. Noch eine Steffigeschichte?"

„Gott bewahre. Ich erzähle dir noch was, und dann lass mich in Ruhe mit diesem Schrott. Du kennst Beuys, den Künstler?"

„Kilian ..."

„Also, gut. Schön, dass du in deiner Fantasie auch noch Platz für andere Dinge hast. Das hatte ich nicht zu hoffen gewagt. Der Beuys hat lauter Zeug gemacht mit Filzdecken und mit Fett. Fettstuhl ..."

„Fettbadewanne ..."

„Filzdecken, immer wieder Filzdecken. Keiner hat das verstanden, aber keiner hat sich getraut, den Beuys zu fragen, sagen Sie mal, warum machen Sie denn so komische Kunstwerke mit abgeschnittenen Zehennägeln, Fett und Filzmatten? Können Sie nicht was Anständiges hinkünstlern, ein Gebirge mit Wildbach zum Beispiel? Aber die Leute brauchen ja Erklärungen. Scheißaufklärung, das haben wir nun davon. Dafür haben sie ja auch euch Psychiater erfunden, schlimm genug. Für die Erklärungen."

„Was hat das mit dem Beuys zu tun?"

„Ruhig, Brauner. Kommt schon noch. Also, keiner hat die Filzmatten verstanden, der Beuys selber wahrscheinlich ja auch nicht. Da brachte irgendeiner die Geschichte auf, dass der Feind den Beuys mit Fett eingerieben und in Filzmatten gepackt hat, als er als Bordfunker den Abschuss seiner Maschine überlebt hat. Super

Geschichte, plötzlich war alles klar, aha, jetzt verstehe ich, und wahrscheinlich haben sie ihm ja sogar noch einen Fußnagel gezogen, dem armen Hund. Alles klar, vielen Dank. Stimmt aber überhaupt nicht, weißt du, Paul, Mythos, nur damit es passt. Dann kann man die Aufklärung wieder in der Kiste versorgen. Weiche, Zweifel, weiche. Die Aufklärung hat uns dumm gemacht, weil wir damit nicht umgehen können. Wir meinen, es darf nun keine Lücken mehr geben, und wer die Schultern hochzieht, hat verloren. Früher, vor der Aufklärung, weil es ein Zeichen von Angst war, da lief der, der die Schultern hochzog, geduckt, heute, postmodern, weil man ein Verlierer ist, wenn man nicht weiß."

„Und? Was ist daran neu, Professor?"

„Keine Ahnung, was für dich neu ist dabei, Paul. Als ich dich aufgefordert habe, alle Fantasien auszupacken, die dir in den Sinn kommen, da hast du erzählt und erzählt, es war ja schwer zu ertragen, was du da fantasiert hast, und wahrscheinlich würdest du jetzt noch texten, wenn ich dich nicht unterbrochen hätte. Das Erbärmliche daran ist aber nicht, dass das alles real sein könnte, das ist zugegebenermaßen schlimm genug; aber noch viel schlimmer ist, dass jetzt die Filzdecken keine Filzdecken mehr sind, sondern Beuys-Umhüllungen. Sie werden nie mehr etwas anderes sein, höchstens Nicht-Beuys-Umhüllungen. Und damit du es auch verstehst: Deine Art der Aufklärung hat in deinem Fall schon längst das ganze Terrain kontaminiert."

„Wie meinst du das, Professor?"

„Mann, Paul. Ich habe gedacht, Psychiater müssten Fantasie haben. Aber ihr verlasst euch da wahrscheinlich auch ganz auf die Patienten. Also komm, was ist das hier? Volkshochschule?"

„Ach, übrigens, Steffi hat gesagt, du hättest sie gebraucht gekauft, von einem Kommilitonen, als der plötzlich eine Freundin hatte."

„Okay, gut. Also, Paul, du hast dir bereits ein Bild gemacht, was los sein könnte. Missbrauch, Pädophilie, solches Zeug. Das ist deine Filzmattengeschichte. Und jetzt wird alles dazu in einem Bezug stehen. Du bist unfrei, weil du der Geschichte mit dem Schoßsitzen längst einen Sinn gegeben hast, aber du tust so, als hättest du keine Ahnung. Deine Aufklärung ist deiner Vorstellung auf den Leim gegangen, leider nicht deiner Wahrnehmung und deinem Denken. Erinnerst du dich an Locke, oder ist das schon zu lange her, einen Tag? Jetzt klarer, Herr Doktor?"

„Ein bisschen."

„Ein bisschen, Paul? Pass auf, ich erkläre es dir noch in Heppdeutsch: Du musst vorsichtig sein, weil du dir mit deiner schlichten, eindimensionalen Fantasie die Erklärungen zubaust. Du denkst nicht, du fühlst, weil du willst, dass es passt. Vielleicht hast du recht, Hepp, und es geht um Missbrauch. Aber es könnte genauso gut sein, dass du nicht recht hast, dass es etwas ganz anderes ist. Oder dass du recht hast – und trotzdem das Wichtigste nicht siehst. Selbst wenn Beuys die Filzmatten wirklich deswegen verwendet hätte, ist doch noch nicht gesagt, dass das die letzte und vor allem die wichtigste Erklärung ist. Solche Erklärungen engen ein, sie machen dich unfrei. Vielleicht übersiehst du etwas, was viel wichtiger ist als der ekelerregende Kram, den du gerade aufgezählt hast."

„Hm. Und was soll ich tun?"

„Das musst du mich nicht fragen, ich bin kein Ratgeber."

„Nur ein Besserwisser."

„Korrekt, Hepp, korrekt."

Wenigstens kann ich besser Steffigeschichten erfinden, hat der Hepp auf dem Heimweg gedacht. Er hat ja nicht gewusst, dass der Kilian wirklich ein Besserwisser war. Oder vielleicht nicht Besserwisser, aber Besserahner.

Der Hepp wäre sicher nicht extra noch am Abend ins Mailprogramm gegangen nur wegen einer Lydiamail, er musste sowieso noch etwas nachschauen, weiß nicht genau, was, aber sicher irgendetwas Wichtiges, also jedenfalls nicht wegen Lydia, sondern etwas anderes, aber da hat er halt rein zufällig blackwinter@surf.com oben gesehen, und gut, da hat er es halt angeschaut, spielt ja keine Rolle, ob er es heute oder morgen anschaut, er hätte es genauso gut morgen lesen können, klar, so extrem wichtig war es jetzt schon nicht für ihn. Also jedenfalls nicht, dass er ins Mailprogramm gegangen wäre, um zu schauen, ob Lydia geantwortet hat.

„Hallo Herr Hepp, ich nehm den früheren Termin. Bis dann, L.", also herausinterpretiert: „Lieber Doktor Hepp, vielen Dank für Ihre Antwort. Ich bin froh (deshalb habe ich auch gleich geantwortet). Je früher, desto besser. Ich freue mich. Vielen Dank, Lydia."

Das hat den Hepp irgendwie heiter gestimmt. Aber vielleicht war es auch Kilians Billigwein, zweieinhalb Flaschen hatten sie geleert, und dann hat Kilian, aber da war er schon ziemlich betrunken, tatsächlich eine Plastikmuschi herausgeholt, beide haben sich schlapp gelacht, obwohl der Hepp ja die Geschichte astrein erfunden hatte, nur, das können Sie sich merken, Psychiater können durch Wände sehen, wenn sie wollen.

Eigentlich könnte er die Claudia noch anrufen, hat der Hepp noch gedacht, bevor er Gott sei Dank auf dem Sofa eingeschlafen ist. Obwohl jetzt Gott sei Dank auch wieder nicht so richtig, weil später ist ja dann doch alles noch anders gekommen.

9

Lydia erschien pünktlich. Eigentlich war sie sogar zu früh, aber auf dem Weg zum Büro vom Hepp war ihr Lara über den Weg gelaufen, zufällig, aber doch irgendwie absichtlich, und weil die beiden noch eine offene Rechnung hatten, war Lydia aufgehalten worden.

Mit den offenen Rechnungen unter Jugendlichen ist das so eine Sache, da kannst du als Erwachsener, zum Beispiel als Pädagoge, aber auch als normaler Erwachsener oder als Jugendstaatsanwalt so viele Klärungssitzungen machen, wie du willst, du wirst es nicht verstehen. Du wirst es nicht verstehen, schon allein sprachlich nicht, weil wenn „wenig hart" härter ist als „megahart", eben, schwierig.

Spätestens nach der zweiten Klärungssitzung werden beide Jugendliche dir sowieso entweder klarmachen, dass der Einzige, der ein Problem hat, du bist, oder aber, dass alles okay sei, Versöhnung, aber nur damit die beiden endlich wieder in Ruhe unter dem Tisch gegeneinander weitertreten können. Bevorzugt befeuert durch weitere Jugendliche, am besten mit laufend wechselnden Allianzen; mitten im Satz, zum Beispiel: „Easy, Jessie ist eine ›fucking bitch‹, die hat noch nie übel über Greggies Mutter abgelästert, aber zutrauen würd ich ihr das voll, die ist so ›anti-true‹."

Jetzt begreif das mal als Erwachsener, allein schon von der Geschwindigkeit her, völlig unmöglich. Da bist du als Erwachsener ein hilfloser Blauhelm. Und der Hepp ging sogar noch weiter: oft genug schädlich. Den Gorillas im Zoo, dachte er für sich, sagt ja auch nicht der Herr Tierpfleger, wer wo hingehört: „So, Xenia, setz dich mal schön da oben hin und berichte mir mal, wie das aus deiner Sicht war, warum Gara aus dem Netz gefallen ist und was das mit dir zu tun hat, Xenia. Ich habe das Gefühl, wir sollten da mal eine Gruppensitzung mit Innenkreis und Außenkreis machen." Oder wer was darf, zum Beispiel mit dem Stöckchen Apfelstücke aus dem albernen Plexiglaskasten fummeln, und wer eben nicht. Oder auch, wo der eine aufhört und wo der andere anfängt.

Und deswegen hatte er bei seinen Mittwochs-Zoobesuchen auch noch nie eine Krisensitzung der Gorillas mit dem Herrn Tierpfleger und dem Silberrücken beobachtet. Irgendwie bekommen die das untereinander geregelt, die Affen, und der Herr Tierpfleger soll gefälligst schön Salat bringen und fein den Boden spritzen. Vielleicht war der Hepp ja auch deswegen so gerne bei den Affen, weil da selbst das Verrückte so erstaunlich normal gehandelt wurde, ohne Anti-Aggressions-Training.

Aber gesagt hat der Hepp das nicht, weil das wahrscheinlich von den Pädagogen nur die Claudia klug gefunden hätte, obwohl sie es ja nicht so recht verstanden hätte. Und von Pädagogik hatte der Hepp ja offen gestanden tatsächlich keine Ahnung. Da hätte er ja womöglich gerade die nächste Krisensitzung heraufbeschworen, Thema nämlich: Der Paul findet, wir machen zu viele Krisensitzungen, und wir sollten lieber schön den Salat bringen und den Boden spritzen.

Die Julie, eine entschlossene, kraftvolle, pragmatische und kantige Sozialpädagogin, hatte Lara in ihr Zimmer zurückgeschickt und Lydia zu Doktor Hepp begleitet. Ohne Krisensitzung. Julie hatte wohl gesehen, dass Lydia eh schon Krise genug hat.

„Lydia, schön, dass du da bist." Der Hepp war pünktlich, aber rein zufällig, nur, Sie sind ja schon Psychoanalytiker genug, um zu wissen, dass es keine Zufälle gibt.

„Hallo."

„Wie geht es dir?"

„–"

„Ja, das war eine ziemlich doofe Frage. Das gebe ich zu. Hm."

„–"

„Ich versuche es anders, Lydia. Was hat dich zu mir geführt?" Und das war eine praktische Frage, weil der Hepp die Antwort schon gewusst hat, da hat die Lydia gar nicht mehr antworten müssen, und deshalb hat sie gesagt: „–" (Das hätte sie übrigens auch gesagt, wenn der Hepp die Antwort noch nicht gewusst hätte. Weil das ist bei Jugendlichen generell eine beliebte Antwort.)

Jetzt ist das so, dass Therapiesitzungen mit Sechzehnjährigen gerne mal so anfangen, und bevor Sie jetzt sagen: „Also, das wäre nichts für mich", für den Hepp war das eigentlich auch nichts. Aber man kann sich ja daran gewöhnen. Und manches Mal hat es etwas sehr Entspannendes, fand der Hepp, weil in der Erwachsenenpsychiatrie, wo er vorher gewesen war, da ist es ja meistens eher zu laut als zu leise. „Doktorchen, fahren Sie echt nur einen Fiat? Wissen Sie, ich fahre einen SLK, Sonderlackierung, Alufelgen, wissen Sie, Doktorchen, nicht so eine italienische Altmetallsammlung, hahaha." – „Ja, SLK ist besser, das gebe ich zu. Aber ich kann heute Abend mit meiner Metallsammlung heimfahren, und Sie müssen Ihren SLK noch ein paar Tage stehen lassen."

Solche Dialoge, die hatte der Hepp auf der Geschlossenen gewissermaßen als lebenslangen Vorrat in seiner Erinnerung angelegt, da konnten die vielen teilstummen Jugendlichen gar nicht so viele „–"s hinschweigen, um das wieder in Balance zu bringen. Und sowieso: Hepp kennen heißt auch, zu wissen, dass es für ihn nichts gab, was einfach nichts ist.

Für den Hepp machte es einen Unterschied, ob jemand „–" sagt oder zum Beispiel „–!" Oder auch „– ...". Der Hepp wusste ja nicht genau, ob es an ihm liegt, dass die Jugendlichen gerne mal „–" sagen. Er glaubte einfach, das geht den Kollegen genauso, weil sonst wäre das ja eine traurige Sache, wie wenn du als Gärtner anfängst, und wenn du zum ersten Mal durch das Gewächshaus gehst, biegen sich die Blüten nach unten.

Im Medizinstudium bringen sie dir bei, dass du die Patienten schön fragen sollst: „Was führt Sie zu mir?“ Oder: „Wie kann ich Ihnen helfen?“ In der Psychiatrie verlernst du diesen Satz dann aber bald, weil die Antworten meistens noch mehr verwirren als alles andere: „Frau Tribold, das lichte Licht, sie gab mir den Apfel der Weisheit“, „Sie können mir helfen, indem Sie meinen Mann beseitigen“, „Keine Ahnung, Doktor Honold schickt mich, er sagt, ich sei paranophren, neopren, irgendwie, Moment, er wird es Ihnen selbst sagen, Achtung, Achtung, bitte kommen, Doktor Honold, bitte kommen“. Sechs Jahre lang, irgendwann bist du froh, wenn jemand nur „–“ sagt. Natürlich helfen die Antworten mit Doktor Honold und dem lichten Licht schon auch schnell weiter, wenn es darum geht, eine Diagnose zu finden, aber dem Hepp war klar, von deinem Patienten erfährst du so vielleicht weniger, als wenn er „–“ sagt.

Jetzt Doktor Hepp, der Spezialist für „–“, war aber nicht entspannt, weil wie er der Lydia in die Augen geschaut hat, hatte sie Tränen drin, und sie schaute schnell an die Wand, und dann sagte sie: „Ich habe ein neues Piercing.“

„Okay, Lydia. Zunge? Lippenbändchen? Bauchnabel? Schulterblatt?“

„Falsch. Sie erraten es eh nicht.“

„Gut. Selbst gestochen? Wie immer?“

„Ja.“

„Puh.“

„–“

„–“

„Wollen Sie wissen, wo es ist?“

„Ehrlich gesagt: lieber nicht. Wahrscheinlich zwischen den Zehen, oder? Aber sags trotzdem."

„Zwischen den Zehen geht nicht, wächst raus, hab ich mal versucht. Außerdem tut es höllisch weh. Nein, hier, am Becken, Hüfte oder wie das Zeug heißt."

„Selbst gemacht? Echt?"

„Ja. Wieso?"

„Nur so."

Aber natürlich nicht „nur so" für den Hepp, sondern Hepp immer Denker, alles analysieren, das nervt manchmal gewaltig, vor allem die arme Caroline. Jetzt also: Früher ritzen, heute Löcher bohren, Überwindung von Schmerz als Initiations-äquivalent, darüber hatte er mal einen Vortrag gehalten, der Hepp, auf einem Kongress für katholische kirchliche Jugendarbeit, und die haben ihn aber groß angeschaut, die Kleriker, als er den frisch genagelten Jesus mit seinen gepiercten Jugendlichen verglich, weil beide durch den Schmerz in einen neuen Zustand kommen.

Da war es bestimmt kein Zufall, dass die monatelang vergessen haben, das Honorar zu überweisen, weil so viele Rosenkränze kannst du gar nicht beten, dass du diesen blasphemischen Gedanken wieder loswirst. Da haben sie ihm nachher vorgeworfen, er hätte den Herrn praktisch gepierct, nur, da wollten sie ihn vielleicht auch ein bisschen missverstehen, weil wenn der Hepp der kleine Herr Teufel ist, dann musst du dich nicht damit auseinandersetzen, dass die Bilder vom gepiercten Sohn Gottes ja in deinem Kopf entstanden sind und nicht in der PowerPoint-Präsentation vom Herrn Doktor.

Der Hepp hat danach tagelang Angst gehabt, die Heilige Inquisition klingelt an seiner Tür, und einmal standen sie wirklich vor seiner Wohnung, nur, es waren die von der Konkurrenz, und da war der Hepp für einmal froh, dass die Zeugen Jehovas bei ihm vorbeischauen. Aber der Hepp war halt einfach davon überzeugt, das machen die Jugendlichen doch nicht „einfach so", „weils geil ist". Sondern warum? Um dazuzugehören zur Gruppe der Versehrten, zu denen, die gezeichnet sind, die die Wundmale des Lebens auf sich tragen. Da geht es um Übergänge, und da spielt es keine Rolle, ob du die Lydia bist oder Gottes Sohn, Übergänge sind halt einfach schwierig.

„Wollen Sie es sehen?"

Und da hat sich der Hepp augenblicklich für seine Fantasie geschämt, auch wenn Lydia von dieser Fantasie nicht die leiseste Ahnung hatte. Verführung, schön und gut, da ist die ganze Weltliteratur voll davon bis zur Verschnarchung und die Filmgeschichte gleich mit dazu, junges Mädchen verführt den in allgemeiner Rückbildung begriffenen, praktisch rostzerfressenen Greis, und der holt noch einmal tief Luft, frische Luft, rotbäckig dahergehaucht aus dem Wundermund, letzter Aufwind, bevor die seriösen Herren ihn in die Edelholztruhe betten. „Der Liebhaber", „Ein liebender Mann", „Elegy", meine Güte, da ist ja eine Dokumentation über den Unterschied zwischen Holz- und Kunststoffwäscheklammern ein echter Aufreger dagegen.

Dabei war die Fantasie vom Hepp ganz woanders, nicht nur, weil er sich noch gar nicht so erdnah und altersheimig empfand. Hepps Vorstellung war, dass Lydia ihm das Hüftpiercing zeigt, und in dem Moment steht die Frau Polizeipräsident in der Tür, aber nicht etwa alleine, nein, über und neben ihr stehen die Fotografen mit riesigen Blitzlichtern wie in den Fünfzigerjahren, und dann mogelt sich der kleine, hutzelige Gnom nach vorne und sagt etwas wie: „Das Spiel ist aus, ›Doktor‹ Hepp." Und Lydia sagt: „Mami, er wollte unbedingt mein Hüftpiercing sehen. Was sollte ich denn machen?"

„Wollen Sie es sehen?", hat die Lydia wiederholt. Weil manchmal, wenn der Psychiater schweigt, dann weiß der Patient nicht so recht: Denkt der Psychiater gerade nach, ist die Hörgerätbatterie leer, ist er tot, oder – und das denkt der Patient ziemlich oft – hab ich was Falsches gesagt? Beim Psychoanalytiker weiß es der Patient wenigstens von vornherein, für einen lustigen verbalen

Schlagabtausch wird der nicht bezahlt, da kann schon auch einmal ein paar hundert Stunden geschwiegen werden, wenn man als Patient eine Frage gestellt hat.

„Lydia, bist du hierhergekommen, um mir dein Piercing zu zeigen?" Das hat der Hepp geschickt gemacht. Beim Thema bleiben und trotzdem weg vom Thema. So etwas kann man lernen, aber nicht im Hörsaal, sondern von den Jugendlichen, wenn man ihnen zuhört, wie sie miteinander reden. Das geht dann etwa so: „Hey, hab mir neues Handy geholt, Samsung, krass, das Teil." – „Echt? Geil. Der Noah hat auch Samsung, mördercool. Der ist jetzt mit der Janina zusammen, hast du gewusst?" – „Janina, aber die fickt echt jeden, letzte Woche mit Floh, jetzt Noah. Die is voll link. Und jeden Samstag voll, Alter. Die war auch auf der Flatrate-Party ..." – „Wo die Bullen gekommen sind?" – „Ja, weil der Sense, das Opfer, hat sie geholt, weil ihm einer sein schwules Armkettchen abgerissen hat." – „Aber das war kein Armkettchen, das war doch voll das Piercing." – „Ah, korrekt, von dem neuen Piercer am Untermarkt. Der ist auch voll Hammer, der Typ: Der hat die Tilly flachgelegt für ihr Bauchnabelpiercing, gewusst?" – „Echt jetzt?" – „Ohne Scheiß." Und so weiter.

Der Hepp, weil die Lydia wieder mal ein „–" hingeschwiegen hat: „Also, Lydia, du bist nicht deswegen hierhergekommen, oder?"

„Nein."

„Okay. Was ist los?"

Der Hepp hat selber nicht gewusst, wie er das immer macht, aber wenn er wirklich schuld war, wenn die Jugendlichen gerne „–" gesagt haben, dann war er wenigstens geschickt genug, dass sie irgendwann doch auch noch etwas Substanzielleres gebracht haben.

„Ich weiß nicht genau."

„Okay."

„–"

Nicht dass Sie denken, nein, nicht schon wieder „–", ich halt das nicht mehr aus, uaaah, ab ins Regal mit dir, du doofes Buch, du langweiliges: So ist das halt in Therapien mit Jugendlichen, da kann keiner was dafür, der Hepp auch nicht.

„Was weißt du nicht so genau? Was los ist?"

„Doch, das schon. Ich weiß nicht recht, wie anfangen."

„Fang da an, wo wir aufgehört haben", hat der Hepp gesagt, und im selben Moment hat er gemerkt, das war jetzt ein bisschen unvorsichtig, weil Lydia superschlau, da musste er damit rechnen, dass sie genau das sagt: „Soll ich mich auf Ihren Schoß setzen?"

Jetzt war es für einmal der Hepp, dem nichts anderes einfiel als „–", und auch das gibt es, dass Psychiater einmal nichts sagen, auch wenn sie überhaupt nicht Psychoanalyse machen, sondern nur Gespräch. Meistens sagen Psychiater ja wenigstens „Mhm" oder „Ja" oder so Sachen, aber das müssen Sie mal beobachten, denken Sie einfach mal zurück an Ihre letzten zehn, fünfzehn Psychiater: Je jünger die sind, umso mehr „Mhm" und „Ja". Weil alter Psychiater ist schlau und denkt, wenn ich zu viel „Mhm" oder „Ja" sage, dann denkt der Patient, mir fällt nichts ein auf dieses dauernde Gejammer, und ich versuche Zeit zu gewinnen, deshalb lass ich mir schnell eine Frage einfallen, dann fällt das nicht so auf. Zum Beispiel: „Können Sie das näher beschreiben?", oder „Was merken Sie an sich, wenn Sie so darüber erzählen?"

Jetzt auf Lydias Schoßwitz passte das natürlich nicht, beides nicht, im Gegenteil, das wäre beides richtig schlecht gewesen, und deshalb musste sich der Hepp neu sortieren und einen Ausweg suchen, aber statt „Mhm"-Ausweg lieber schweigen. Beziehungsweise eigentlich schweigen und schmunzeln, weil Lydia natürlich schon ungeheuer unverschämt. Und da musste der Hepp an den Kilian denken, gestern Abend, vor dem billigen Wein und vor der Plastikmuschi und vor dem Gedanken, dass er die Claudia mal. „Aber gefressen wirst du von jemand anderem." Lydia zum Beispiel. Der Gnom hat mich tranchiert, damals, und nun kommt Lydia, um mich zu fressen.

„Darüber habe ich viel nachgedacht, Lydia. Weißt du, ich habe das nicht verstanden, warum du das gemacht hast. Mir ist viel dazu durch den Kopf gegangen. Aber deswegen bist du ja wahrscheinlich auch nicht gekommen."

„Das? Ach, das war nichts. Nichts Besonderes. Einfach Fun. Ich war ein bisschen verrückt damals, ich hatte was eingeworfen vor der Therapie. Wäre doch sonst so langweilig geworden! Wie immer."

Sie ist gekommen, um mich zu fressen. Und ich, das Hepp-Vollopfer, reiche ihr sogar noch das Besteck.

„Na ja, Psychiater denken da ja immer ein bisschen weiter. Okay, du hast irgendwelche lustigen Sachen geschluckt, gut. Aber du hättest ja auch mein Büro anzünden können, den Locher durch das geschlossene Fenster werfen, das Polster aufschlitzen, alles schon vorgekommen –"

„– aber nicht bei mir."

„Nein, das nicht. Aber was weiß ich denn, was für komisches Zeug du nimmst und was das aus normalen Menschen macht."

„Ja, und was erst aus so Psychowracks wie mir ..."

„Das hast du gesagt. Egal. Lydia sitzt auf meinem Schoß, sie wirft nicht den Locher und malt nicht meinen Bildschirm mit Edding an. Und –"

„– und es gibt keine Zufälle, hat mein Psychiater früher immer gesagt."

„Hat er das?"

„Zweimal pro Therapiestunde, mindestens."

„Vorstadtpsychiater."

„Wir sind uns zum ersten Mal einig, glaube ich."

Das war der dritte Biss. Bald bin ich weg. Arme Caroline, muss sie ganz alleine fremdgehen.

„Meine Eltern trennen sich. Ist mir aber egal."

„Ui." (Das kleine Abc geistreicher psychiatrischer Antworten. Zum Glück, hat der Hepp gedacht, sieht mich der Kilian nicht.)

„Ja, mein Vater zieht zu seiner Mutter, und meine Mutter bleibt in unserem Haus. Ich habe aber keinen Bock, bei ihr zu sein. Aber bei meinem Vater auch nicht, und bei meiner Oma sowieso nicht. Scheißsituation."

„Das verstehe ich." (Aus demselben Kompendium.)

„–"

„Deine Eltern ..."

„Ich will nicht darüber reden."

„Aber du hast davon angefangen, Lydia."

„Egal."

„Gut. Deine Oma?"

„Was ist mit der?"

„Keine Ahnung, du hast gesagt, du willst nicht bei ihr leben."

„Gehts noch? Österreich? Da kann ich mich gleich einsargen lassen."

„Okay." Weil natürlich hatte der Hepp vergessen, dass die Oma von der Lydia in Österreich lebt, und wenn Sie mal später Psychiater werden, können Sie sich merken: Wenn Sie mal was vergessen, ist das nicht so schlimm, man kann sich unmöglich alles merken, was den ganzen Tag in Ihrer Praxis so geredet wird, aber weil sich das die Patienten oft nicht so recht vorstellen können, dass der Herr oder die Frau Doktor neben ihnen auch noch andere Patienten haben, die nicht weniger Geschichten und Geschichte mitbringen und bei Ihnen abladen, deshalb ist es manchmal gut, man tut so, als wäre Oma und Österreich ganz zuvorderst in Ihrem Kortex abgelegt. Da kann man zum Beispiel okay sagen, das passt meistens genauso gut wie „Mhm".

„Manchmal denke ich, mein Bruder hats gut."

Bruder, Bruder, Bruder? Lydia hat einen Bruder? Wieso weiß ich das nicht, hat der Hepp gedacht, keine Ahnung. Was geht denn hier ab? Alzheimerhepp? Oder was ganz Komisches?

„Du hast einen Bruder? Das höre ich zum ersten Mal, Lydia." Manches Mal ist es dagegen sogar gut, wenn man keinen Hehl daraus macht, dass da im Kortex noch oder wieder ein bisschen Platz ist.

„Vergessen, Herr Doktor? Habe ich Ihnen doch erzählt."

„Hast du nicht." Und da war sich der Hepp jetzt sogar ziemlich sicher.

„Na ja, kann sein. Ist auch nicht so wichtig. Der lebt eh im Heim. Der hats gut. Der muss nichts entscheiden."

Und dann hat der Hepp nachgefragt, und die Lydia hat erzählt, von Benjamin, der zwei Jahre älter ist als sie selbst und der mit einer Epilepsie zur Welt gekommen ist und auch im Kopf durcheinander und „Spasti", aber eigentlich mag sie ihn, und am liebsten wäre ihr, Benni wäre auch daheim.

Wie die Lydia vier war, da haben sie den Benjamin ins Heim gegeben, weit weg, nach Österreich. Weil schon als die Lydia ein halbes Jahr alt war, ging es zu Hause ja eigentlich nicht mehr, haben ihre Eltern gesagt. Damals war der Papa gerade frisch der Polizeipräsident geworden, da hatte er dann eh nicht mehr so viel Zeit, und dann war die kleine Lydia da, Schreikind und nahtlos Übergang zu Trotzkind, hat die Mama später immer gesagt, für die Mama alles zu viel, Nervenzusammenbruch, Klinik. Und das ging dann nach der Klinik eine Weile noch, aber schließlich haben sie den Benni einfach weggebracht, der war plötzlich weg, das hat gar niemand mit ihr besprochen, „Lydia, du warst doch damals noch viel zu klein, das hätte doch nichts gebracht, das mit dir zu besprechen", und so hat sie ihn immer nur in den Ferien gesehen, ihren Bruder Benni, wenn sie in Österreich waren bei der Oma.

Und der Hepp hat gedacht: Warum weiß ich das alles nicht? Über ein Jahr Therapie mit Lydia, und ich weiß das nicht? Es gibt keine Zufälle. Aber gesagt hat er das nicht.

Man hat ja nicht immer grad einen Kilian zur Hand, weil der auch nebenher noch Frauengeschichten. Immer erfolglos übrigens und kurz, also zwei, drei Tage, vielleicht mal eine Woche oder sogar einen halben Urlaub lang. Keine Ahnung, warum, wahrscheinlich weil Frauen Angst vor intelligenten Männern haben. Vielleicht auch falsches Suchverhalten, immer wieder Lehrerinnen zum Beispiel, sehr schwierig, schon prinzipiell, aber noch mehr beim Kilian. Überhaupt: Möglicherweise lag es ja auch am Bindungsverhalten vom Kilian, das hat jedenfalls der Hepp vermutet, aber der Kilian hatte da etwas Unbelehrbares, und da haben wir halt schon das Problem, wenn du schon so unbelehrbar bist, solltest du wenigstens nicht immer Studienrätinnen angraben, nur weil das Gymnasium direkt nebenan ist und die ihren Latte Caramel im gleichen Coffeeshop trinken, weil Lehrerin und unbelehrbarer Mann ungünstig.

Wenn der Kilian mal wieder in so einer Gymnasialgeschichte verbissen war, dann hat er einfach das Telefon nicht abgenommen, wenn der Hepp angerufen hat. Das hat den Hepp geärgert, aber nicht so sehr, weil er hat ja dafür gewusst, der Kilian ist in zwei, drei Tagen wieder unglücklich, und dann ruft er an, und dann mal sehen, ob ich gerade da bin und das Telefon abnehmen kann, ich fürchte, leider nicht.

Ich weiß nicht, was Sie machen, wenn Ihr Kilian gerade wieder mal am Sichverlaufen ist, aber der Hepp hat ja noch einen zweiten guten Freund gehabt, und das klingt jetzt vielleicht komisch, aber der zweite gute Freund war DIN A4. Der kann auch gut beim Sortieren helfen, und da sieht man mal wieder, dass die Psychiater schon recht haben, wenn sie sagen, sie hätten keine Antworten, weil die Antworten im scheinbar Ratlosen liegen, es geht nur darum, die Antworten zu finden. Weil DIN-A4-Block keine Antworten, noch nicht einmal Fragen. Aber aufschreiben lohnt, dann musst du es ordnen, und wenn du es liest, kommt es mit einem Mal nicht mehr nur von dir drinnen, sondern es kommt von außen, da nimmst du es ganz anders wahr. Jedenfalls hat das beim Hepp immer recht gut funktioniert.

Der Hepp hat lauter Stichwörter aufgeschrieben, zum Beispiel „Parentifizierung?", „depressive Mutter", „Sorge um Bruder", „Angst vor eigener Behinderung?", „Vater abwesend", „Aufmerksamkeit vs. Deprivation" und noch ein paar Sachen, die aber praktisch unleserlich waren. Weil im Gespräch mit der Lydia hatte der Hepp heute mehr verstanden als in der monatelangen Therapie davor.

Jetzt können Sie natürlich sagen, dann hätte man aber der Krankenkasse eine Menge Geld sparen können, wenn man gleich darüber gesprochen hätte, was wichtig ist. Aber da ist Psychiatrie halt schon anders als Chirurgie, weil wenn du dem Chirurgen sagst, aua, ich habe meinen großen Zeh angehauen, jetzt ist der ganz dick und blau, dann sagt der Chirurg eher nicht: „Am besten, ich überweise Sie mal zum Radiologen, der soll ein Ganzkörper-Kontrastmittel-MRT machen, damit wir auch ja nichts übersehen", außer er hat einen befreundeten Radiologen, der sich gerade ein neues Kernspin in die Praxis gestellt hat.

Nein, der Chirurg wird deinen Zeh anschauen und daran herumdrücken, und du schreist, aber nur nach innen, und dann macht er einen Verband drum, mit Sportsalbe, und er verordnet dir noch ein Gel mit Schmerzmittel drin, das bringt aber nichts, das könntest du genauso gut aufs Brot schmieren beim Frühstück, da würde es auch nicht weniger bringen, und dann sind deine zweieinhalb Minuten schon vorbei, kommen Sie in vier Wochen wieder, wenn es dann immer noch blau ist, dann können wir ja mal ein Ganzkörper-Kontrastmittel-MRT machen.

Aber wenn du zum Psychiater gehst und sagst: „Ich bin immer so antriebslos, ich glaube, seit meine Frau eine Beziehung zu einer Kollegin hat", dann sagt der Psychiater nicht: „Bringen Sie Ihre Frau mal her, der reden wir das schon aus." Sondern zum Beispiel: „Erzählen Sie mal von sich", „Was meinen Sie genau mit antriebslos?", „Wieso denken Sie, dass das mit der Beziehung Ihrer Frau zu tun hat?", und dann erzählst du vier Sitzungen lang von dir, von deinen Eltern, von Urlauben mit deiner Frau und lauter so Zeug. Bis du drauf kommst, dass du ja auch mit der gleichen Kollegin von deiner Frau schon eine Affäre gehabt hast, aber das war schon vor Jahren, ist also eigentlich schuldtechnisch verjährt.

Deshalb waren die dreißig, vierzig Stunden vom Hepp mit der Lydia halt vielleicht sehr wichtig, und ohne diese Stunden wäre die heute niemals möglich gewesen. Ob das der medizinische Dienst von der Krankenkasse auch so sieht, das ist natürlich immer sehr davon abhängig, ob gerade genug Geld da ist, zum Beispiel, oder ob der Krankenkassenarzt selber auch schon so Fragen beantworten müssen hat wie „Wieso denken Sie, dass das mit der Beziehung Ihrer Frau zu tun hat?"

Der Hepp hat seinen DIN-A4-Block angeschaut und hat versucht, sich ein Bild zu machen. Weil er ja Kinderpsychiater war, hat er sich vorgestellt, wie es wohl der kleinen Lydia gegangen sein mag, und da kam dann insgesamt kein so besonders glückliches Bild heraus. Kindheit ist ja nicht einfach glücklich, nur weil sie im „Musikantenstadl" so schön davon singen.

Jetzt, das Lydiabild war jedenfalls nicht so „Stadl"-tauglich, sondern eher das Bild von einem Kleinkind, das immer darum hat kämpfen müssen, wahrgenommen zu werden, weil Mutter depressiv, Vater weg und ein Bruder, der viel Energie braucht, da kann man schnell mal vergessen, dass da ja noch eins mehr irgendwo in der Wiege rumliegt oder im Kinderzimmer mit seinen Sprechpuppen spielt. Da hat der Hepp gedacht, das kann schon sein, dass so was mal ein Kind zum Schreikind macht.

Oder vielleicht war die Lydia auch gar nicht so viel lauter als andere, aber für die Mutter war es einfach viel zu viel, so ohne Hilfe vom Vater. Und dann so ein trotziges Mädchen, aber wer weiß, vielleicht ging es da ja ums nackte Überleben? Trotzen, damit man wenigstens ein bisschen wahrgenommen wird, Trotz, damit sie dich wenigstens nicht verhungern lassen, weil als Lydiakleinkind weißt du ja nicht automatisch, dass deine Eltern dir gesetzlich vorgeschrieben etwas zum Essen geben müssen, weil Liebe geben sie dir ja auch nicht, steht nämlich nicht im Gesetz.

Oder es ging einfach nur darum, es den Eltern heimzuzahlen? Rache für die fehlende Liebe? Das machen ja die Erwachsenen auch immer so, dass sie sich gerne mal rächen, wenn sie sich nicht so recht geliebt fühlen, da kann es dann schon mal sein, dass der Herr Polizist auch privat mal die Faustfeuerwaffe herausholt. Wenn die Erwachsenen also bockig sein dürfen, dann dürfen das Kinder allemal.

Und der Hepp hat sich vorgestellt, wie die kleine Lydia Sorge um die Mutter gehabt hat, vielleicht hat sie die Mama getröstet oder sogar entlastet, so wie manche Kinder Kochspiele spielen und die ganze Familie „bekochen“, wenn die Mama mit Grippe im Bett liegt. Oder die kleine Emma, die ihren gesamten Teddy mit Pflastern zugeklebt hat, als ihr Papa in die Klinik gebracht wurde mit seinem Bauchspeicheldrüsenkrebs.

Und der Hepp hat noch ein paar Sachen dazugeschrieben, wegen Benni, zum Beispiel „Deportationsangst?“. Wie es wohl der kleinen Lydia gegangen ist, als der Benni plötzlich weg war. Jetzt hat die Mama plötzlich viel mehr Zeit gehabt, das war gut, aber wer weiß, vielleicht bringen sie mich ja morgen auch einfach weg, wenn ich nicht brav bin, dann geht es ihnen noch besser. Und ist Benni jetzt eigentlich tot? Und bin ich schuld, dass er nicht mehr hier sein darf, der Benni?

Die Lydia hat in ihrem Leben viel auf die Zähne beißen müssen ... Scheiße! Zähne. Norman!, hat der Hepp gedacht.

10

George Washington hatte Holzzähne. Beim Rauchen vielleicht problematisch, weil da kann dir glatt das ganze Gebiss abbrennen, wenn du nicht aufpasst. Sonst aber schon praktisch, hat der Hepp gedacht, da gehst du zum Schreiner und sagst „Da wackelt was", und der holt den Holzleim, dann sitzt das wieder, und dann zieht er dir noch einen kleinen Spreißel aus dem Zahnfleisch, und die Rechnung ist Peanuts, weil ohne Anfahrt sind Handwerkerrechnungen immer billig. Selbst mit Mahagoni spielt das in ganz anderen Preisklassen als das Zeug, was der Norman ihm da in den Mund praktizieren wollte. Beste Materialien, natürlich, der Norman hat versucht, es dem Hepp zu erklären, aber der saß dermaßen angstgefroren in diesem „Raumschiff Enterprise"-Stuhl, da hätte der Norman ihm sagen können, ich mache dir jetzt zwei Frontzähne aus Backstein, und hinten machen wir einen aus Altglas, das ist das Beste, was es derzeit auf dem Markt gibt, sogar besser als die Korkzähne, die ich deiner Frau reingemacht habe – der Hepp hätte genickt.

Der Norman war ein exzellenter Zahnarzt, kein Zweifel, und seit langem ein guter Freund vom Hepp, aber mehr für das Handwerkliche, anders als der Kilian. Der Norman war auch leichter zu verstehen, wenn man nicht gerade auf seinem Eingeweideverkrampfungsstuhl lag. Und weil Sie sowieso danach fragen: Die Frauen vom Norman waren immer völlig uninteressant für den Hepp, völlig, auf so extrem gut aussehende Frauen stand der Hepp eh nicht, also da kam ein Frauentausch überhaupt nicht infrage. Fand der Hepp, vor allem aber auch der Norman, und, hätte man sie gefragt, die Frauen auch.

„Angst, Paul?"

„Nein, nur nervös. Bisschen Angst, aber vor allem nervös."

„–"

„Ja, weißt du, hab grade viel um die Ohren."

„Hm, sieht nach Angst aus, aber du bist der Psychiater."

„Ja, okay, Angst. Und jetzt?"

„Klopfen?"

„Vergiss es, Norman. Das ist schamanisch, das hilft bei mir nicht." Weil wenn dir der Norman fünfmal an der Stirn und am Wangenknochen rumklopft und hinter dem Ohr und dann wieder an der Stirn, dann steigt die Rechnung zwar, aber die Angst irgendwie auch, weil du denkst, Mist, das hilft gar nichts, es muss doch helfen, wann wirkt es denn endlich, so eine Scheiße, hör auf mit dem blöden Gefummel in meinem Gesicht."

„Hypnose?"

„Hahaha. Nächster idiotischer Vorschlag? Norman, ich hab die Hosen voll. Was kommt jetzt? Kräuterstempel? Hot Stone? Heublumensäckchen? Mann ..."

„Ketanest."

„Einverstanden. Vernunft obsiegt, selbst bei euch Zahnmedizinern." Und da hat der Hepp richtig gespürt, wie die Angst aus ihm herausgeflossen ist, schon bei dem Wort Ketanest, und sie hat einen kleinen See unter Normans Verrichtungsstuhl gebildet, aber nicht wirklich, nur in der Vorstellung vom Hepp. Das ist wie bei den Leuten, die dir erzählen, sie brauchen das Viagra überhaupt nicht, es reicht, zu wissen, dass es in der Jackentasche ist, schon funktioniert untenrum alles so, wie es muss, zur Frauen- oder Herrenfreude.

Nur mit der Angst reicht das Zauberwort Ketanest nicht so lange, sobald der Norman den Surrer anstellt oder den niederträchtigen Schwurbelwühler, da ist es aus mit dem Viagraeffekt, da schwappt der kleine See munter in dich zurück und plätschert zwischen Darm und Herz und Hirn wie ein ADHSler, dem sie aus Versehen Koffeintabletten statt Ritalin gegeben haben. Dem magischen Wort müssen Taten folgen, zumindest beim Hepp, weil der Hepp gehörte zu den Menschen, die nicht richtig satt werden, wenn sie ein schönes Foto von einem frischen Bauernbrot sehen.

Wie der Hepp wieder aufgewacht ist, hatte er zwei Backsteinzähne und einen Glaszahn. Dachte er jedenfalls. Es war dem Hepp aber egal, weil Hauptsache keine Holzzähne, und der Norman hat gesagt: „Paul, ich möchte, dass du noch zwei, drei Stunden hierbleibst, du weißt ja selbst, Ketanest, da muss ich dich einfach bitten, das ernst zu nehmen." Aber der Hepp hat dem Norman so einen Zettel unterschrieben, Information wegen Ketanest, Vorsicht, Vorsicht, eigenes Risiko, macht psychisch komische Sachen mit einem. Und das fröhliche Mädchen am Empfang in Normans Praxis, die hat so schön gestrahlt, ein süßes südamerikanisches Ding. So Sachen hätte der Hepp sonst nie gedacht, ich meine, „südamerikanisches Ding", da hast du ja auf einen Schlag fünf Gleichstellungsbeauftragte im Nacken hocken, wenn du das nur denkst. Aber unter Ketanest, da kannst du dich gegen das „Ding" praktisch nicht wehren.

„Danke, Norman, ich komm zur Kontrolle übermorgen oder in dreißig Jahren, hahaha, das freundliche Mädchen hat mir den Termin gegeben, klar."

Und raus war er aus der Praxis. Er war sehr beschwingt, der Hepp, wie eigentlich schon lange nicht mehr. Eigentlich Zootag heute, hat der Hepp noch gedacht, weil Mittwoch, da war der Hepp doch gerne im Zoo bei den lustigen Affen, hihi und so.

Und dann fehlt ein Stück, da weiß ich jetzt auch nicht recht, was da passiert ist, aber jetzt lümmelte er da mit der Claudia auf ihrem Sofa, und sie schauten sich gemeinsam eine Zoosendung an oder eine Quizshow, „Wunderwelt der Tiere – wer weiß es?". Dem Hepp ging es gut, er hätte jetzt auch sofort die Claudia heiraten können, aber er war ja glaub schon verheiratet.

Die Claudia hatte Rotwein in den Eiskübel gestellt, das fand der Hepp bei ihr total sexy, Bordeaux im Eiskübel, hihi, und sie kuschelte sich so an ihn und sagte etwas, aber das wäre nach dem Haufen Ketanest jetzt echt zu viel verlangt, wenn er sich das hätte merken sollen. Als die Tiersendung vorbei war, es war glaub doch eher ein Piratenfilm oder so eine Doku von Guido Knopp, „Hitlers Honigbienen", keine Ahnung, da merkte der Hepp, dass dieses Mal das Ketanest aus ihm herausfloss, aber ohne See unter Claudias Sofa, dafür kam auch die Angst nicht mehr, und das war gut.

Aber ein klein wenig komisch war die Situation jetzt schon, das fand sogar der Hepp, und die Claudia fummelte irgendwie immer an seinem Arm rum und massierte seine Finger, vor allem am Ringfinger, und als das Ketanest-Zeug endlich ganz raus war, da hat der Hepp dann doch noch kapiert, was das bedeutet, sozusagen symbolisch, Ehering, das werden Sie sicher auch selber verstehen.

In so einer Situation hast du als Mann zwei Möglichkeiten: Claudia flachlegen und danach unglücklich sein oder Claudia nicht flachlegen und danach unglücklich sein. Das ist psychologisch gesehen interessant, weil einerseits Vermeidungs-Vermeidungs-Konflikt (Pest oder Cholera, in jedem Fall unglücklich), andererseits aber im einen Fall unglücklich mit vorher lustig, vielleicht, je nachdem, aber bei Claudia eher wahrscheinlich.

Auf dem Heimweg kommen mir immer die besten Gedanken, hat der Hepp sich gedacht, aber es war eigentlich gar nicht so wahr, erstens weil beste Gedanken nur im Fiat, zweitens weil ein richtig guter Gedanke war gar nicht dabei, oder sagen wir so: nichts Neues. Und doch hat es dem Hepp in den nächsten Tagen gewaltig weitergeholfen.

Gut, dass wir alle eine Abwehr haben, sonst würde viel zu viel Zeug in uns hinein- und aus uns herauskommen. Wir würden alles auf uns beziehen, hätten permanent etwas zu befürchten, oder wir hätten immer das Gefühl, etwas zu verpassen, zum Beispiel. Oder wir würden das süße Zahnarztding anfingern, den Fahrkartenkontrolleur im Zug so bezeichnen, wie er es verdient hat, wenn er uns sagt „Ja, wenn Sie keine Reservierung haben, dann sieht das ganz übel aus für Sie, ganz übel", oder wir würden vielleicht sogar nacktwandern gehen.

Mit prima Abwehr passiert dir das alles nicht. Die sorgt dafür, dass man schön brav die Schulaufgaben macht, das meiste Geld versteuert und dass man mit dem Rollator nicht der zickigen Pflegeassistentin in die Hacken fährt. Umso schwieriger, wenn die Abwehr nicht so recht funktioniert. Das kann passieren, ein Bier zu viel, und du urinierst in der Fußgängerzone, ein bisschen Armut, und du legst dem Taxifahrer von hinten die Drahtschlinge um den Hals, ein wenig Psychose, und du schneidest dir das Ohr ab oder untenrum was. Oder einer fährt deinen Hund tot, und du hängst Plakate im Dorf auf, obwohl du früher nie daran gedacht hättest, Plakate aufzuhängen, auf denen die Todesstrafe für Hundemörder gefordert wird.

Du wärst auch der Letzte, der der Zeitungsausträgerin auflauert, um sie ins Gebüsch zu ziehen, aber heute Morgen, da darfst du das, warum auch immer: schwierige Kindheit, zu viel gesoffen, Sexualnotstand, irgend so was. Abwehr defekt, und da sagt der Gerichtspsychiater, dass die Menschen das tun, was sie als legitim empfinden, und das ist halt nicht immer das, was legal ist, und falls Sie mal einer fragen sollte, wie man das bei Kriminellen nennt, zum Beispiel bei „Wer wird Millionär?" die 125 000-Euro-Frage, dann sagen Sie: „Das ist C: Destructive Entitlement."

Wenn man nun beim Norman war und der hat ein Quäntchen zu viel vom feinen Ketanest erwischt, dann kann es schon mal sein, dass deine Abwehr Kurzurlaub macht, und dann tust du das, was du als richtig empfindest, was du aber sonst nie tätest, zum Beispiel auf dem Sofa mit einer Frau rumlungern, die etwa dreißig Jahre jünger ist als du. Gut, manche machen das auch ohne Ketanest, das stimmt, aber bei denen ist es halt dann etwas anderes, Todesangst vielleicht.

Das hat der Hepp natürlich alles gewusst, Grundausbildung Verhaltenspsychologie, aber heute war das eine praktische Übung gewesen, nicht nur langweilige Theorie. Theorie schon auch brauchbar, zum Beispiel, um sich nicht schämen zu müssen, wenn Kilian nachfragt (Norman fragt nicht nach, aber Kilian schon): „Ja, Kilian, reduzierte Abwehr, sorry, Normans ›flashing Ketanest‹ hat mich in die Arme dieser gut aussehenden Verführerin katapultiert."

So hat sich das der Hepp auf dem Nachhauseweg zurechtgelegt. Und der Kilian würde ergänzen: „Und dann hast du tun müssen, was du schon lange wolltest, dir aber verbieten musstest." – „Ja, wolltest, vielleicht, vielleicht aber auch musstest." – „Wie?" – „Na ja, vielleicht wollte ich mit dem Mädchen, das stimmt, aber vielleicht musste ich ja auch." – „Armer Hepp, wieso solltest du gemusst haben?" – „Keine Ahnung, ich sag das ja nur so. Vielleicht gab es einen inneren Auftrag, weißt du? Claudia trösten. Oder auf meinen Sexualnotstand aufmerksam machen."

Ploff, da war der Kilian weg – und ploff, die Lydia stand vor ihm, jetzt, mitten in der Nacht, keine fünfzig Meter von seinem Zuhause entfernt. „Hallo, Herr Hepp. So spät unterwegs?" – „Das sollte ich dich fragen. Was tust du denn hier?" – „Zufall." – „Es gibt keine Zufälle." – „Ich muss weiter, Party. Gute Nacht." – „Gute Nacht. Pass auf dich auf." Und nach zwanzig Metern dreht sich die Lydia um und ruft: „Wissen Sie, vielleicht wollte ich gar nicht, aber ich musste mich auf Ihren Schoß setzen." Und ploff, da war auch die Lydia weg. Lustiges Zeug, das Ketanest, da ploffen einem die Leute quer durch den Feierabend.

Aber da kann man dem Ketanest jetzt gar keine Schuld mehr geben, das war ja längst von der Niere in die Blase gefiltert worden, vor allem, weil der Hepp mit der Claudia ja auch seinen Kreislauf mächtig in Schwung gebracht hatte. Wahrscheinlich war es ganz einfach der eisige Bordeaux, den der Hepp fast alleine geleert hatte, und der so kalt gewesen war, dass der Hepp regelrecht Hirnfrost bekommen hatte, also so Kältekopfschmerz. Fürs Selbstbild ist es immer besser, wenn man sagen kann, mein Zahnarzt ist daran schuld, dass ich mir auf dem Nachhauseweg so Leute hinhalluziniert habe, als wenn man zugeben muss, dass man einfach ziemlich dicht war.

11

„Liebe Lydia, zum Termin heute bist Du nicht erschienen. Um ehrlich zu sein: Das hat mich nicht so sehr überrascht. Die letzte Stunde war sehr dicht und anstrengend für Dich. Ich fände es gut, wenn wir uns noch einmal sehen könnten – Du bist natürlich frei, Dich dagegen zu entscheiden, wie immer. Aber mir wäre es wichtig, das nicht so offen stehen zu lassen, wie es jetzt ..." So ein Unsinn, gelöscht.

„Liebe Lydia, was ist passiert? Du bist nicht zum Termin erschienen, und das hat mich etwas überrascht. Ich glaube ..." Auch gelöscht.

Die Claudia hatte dem Hepp einen Kaffee gebracht und ein Schokoladenherzchen dazugelegt, aber so, dass es der Jenal nicht gesehen hat, weil sonst hätte der bestimmt gleich wieder eine Gruppe gemacht, in der jeder seine Gedanken in die Mitte geben soll über das, was zwischen dem Doktor Hepp und der Claudia läuft, wenn es ganz schlimm läuft mit Innenkreis und Außenkreis.

„Liebe Lydia, soll ich überrascht sein oder nicht, dass Du heute nicht erschienen bist? Ich weiß es nicht. Jedenfalls ..." Auch nichts.

Der Hepp hat es sich nie besonders leicht gemacht mit dem Mailschreiben. Dabei war das mit dem überrascht und nicht überrascht noch das Ehrlichste. Der Hepp war lange genug im Geschäft, um zu wissen, dass die zweiten Termine beim Psychiater gerne mal versäumt werden. Beim Zahnarzt eher die ersten. Als junger Assistenzarzt war der Hepp immer zerknirscht, wenn die Leute zum zweiten Termin nicht gekommen sind, und er hat sich gedacht, Allmächtiger, bei dem Therapeuten würde ich auch nicht zum zweiten Termin erscheinen. Aber im Verlauf der Jahre hat er mehr und mehr verstanden, dass das fast schon eine Auszeichnung war. Oder sein konnte. Nicht immer natürlich, klar, weil wenn du in der

Therapiestunde der Patientin erklärst, sie ist eine peinliche Heulsuse, sie soll sich nicht anstellen wie ein kleines Kind, nur weil ihr Freund es nachvollziehbarerweise nicht mehr mit ihr ausgehalten hat und sich stattdessen eine wesentlich hübschere Biologiestudentin angelacht hat, gut, wenn die Patientin zum zweiten Termin nicht mehr erscheint, dann ist das vielleicht nicht direkt eine Qualitätsauszeichnung, obwohl du als Therapeut absolut authentisch warst.

Aber das gibt es eben, dass du in der ersten Stunde den Nerv triffst, dass es viel tiefer geht, als dem Patienten lieb ist, und dann kommt er zum zweiten Termin erst mal nicht wieder. Das war beim Hepp sogar mit dem Norman so, obwohl man beim Zahnarzt ja hauptsächlich die ersten Termine versäumt. Also klar, den ersten Termin bei Norman hatte der Hepp sowieso auch versäumt, wie jeder. Aber die Karies, die hat ihn dann doch daran erinnert. Karies ist oft beharrlicher, als wenn in deinem elektronischen Kalender einmal am Tag „Seit 13 Wochen fällig: Norman Termin" aufpoppt, weil Karies hat kein „X", auf das du einfach klicken kannst. Also war der Hepp irgendwann doch beim Norman. Den zweiten Termin hat er dann wieder versäumt. Den dritten und den vierten natürlich auch. Und den fünften? Auch versäumt. Bis er den Norman zufällig getroffen hat, oh, so ein Zufall, Norman, du hier? Ja, Paul, wie gehts, was macht deine Karies? Wir waren doch noch gar nicht ganz fertig, oder? Der Norman hatte einfach beim ersten Termin den Nerv getroffen, sozusagen. Und Zufälle gibt es eh nicht.

Die Lydia hatte den Termin „einfach vergessen", hat sie dem Hepp gemailt. „Sorry." Ganz ehrlich, „einfach vergessen" gibt es auch nicht, es sei denn, du bist dement. Vergessen heißt ja zumindest, etwas anderes ist wichtiger. Aber warum gibt es Leute, die „vergessen", ihre Lottogewinne einzulösen? Alle dement? Mitnichten. Warum vergisst der Hepp den zweiten Termin bei Norman?

Spontanalzheimer? Unfug. Das ist die Angst, und die ist wichtiger als der Lottogewinn und sogar als Normans Schwurbeldrehfräse. Nicht objektiv wichtiger, aber wer lebt schon objektiv?

Der Mensch hat ja zum größten Teil seines Lebens das Streben, dass es weitergeht, und das in möglichst großer Sicherheit. Bei Normans Vibriersurrknirscher, da kann man nicht so ohne weiteres davon ausgehen, dass es danach weitergeht, noch dazu in Sicherheit. Und nach dem Lottogewinn halt auch nicht, weil das könnte schon etwas ändern, wenn plötzlich die windigen Anlageberater der Hypoinvest Inc. und der Equity San Dignity deinen Klingelknopf blank fummeln wie die Pilger den glatt getatschten Petrusfuß im Petersdom. Und Lydia? Eine frühdemente Sechzehnjährige? Hebräischbeste, aber leider Termin vergessen? Falsch, die Angst war es, auch wenn die Lydia von dieser Angst keine Ahnung hatte – die Angst, dass es nach dem zweiten Termin beim Hepp vielleicht nicht mehr weitergeht, das Leben.

12

Schnischni hatte das nicht so recht vertragen, die Lydia im Waldsonnenheim zu sehen, als sie zum Hepp gekommen war, und das war nun halt doch ein Zufall gewesen, dass der Schnischni mit der Lydia im Gymnasium in derselben Klasse gewesen war. Solche Zufälle gibt es natürlich schon, das wusste sogar der Hepp.

Schnischni war genauso unsterblich wie unglücklich verliebt. Und ungeschickt auch. Das gibt es in dem Alter, gerade auch das „ungeschickt". Seine Eltern waren eigentlich so froh gewesen, dass er sich überhaupt verliebt, weil Schnischni schon immer Problemkind. In der Grundschule merkwürdig, mit neun Jahren hat es angefangen, da hat er plötzlich in die Hose gemacht, aber nicht klein, nein, groß, und das ist eher selten, kann ich Ihnen sagen, dass das bei Kindern mit neun Jahren neu auftritt. Gibt es aber.

Jedenfalls wollte natürlich bald niemand mehr neben ihm sitzen, das ist ein echtes Problem für diese Kinder, und dann ging es auch schon los mit Kakakarel, weil Schnischni hieß auch noch zufällig Karel, da lag es natürlich nahe, Kakakarel zu sagen, weil Stottern und Einkoten, das ist halt bei den anderen Kindern nicht so recht dufte, also schon dufte, aber anders.

Irgendwann war er dann durch alle kinderpsychiatrischen Kliniken des ganzen Umkreises durch, sie haben unzählige Tests gemacht, und das Training mit dem Kinderarzt zusammen hat geholfen, wenigstens der Kakakarel war weg, aber Schnischni blieb, nicht mehr so schlimm, nur wenn er aufgeregt war, aber mit Verlieben war das halt schwierig, weil Verlieben ist immer ein bisschen auch aufgeregt bei den Jugendlichen, und dann war der Karel Schnieper halt nicht mehr der Kakakarel, sondern der Schnischni. Herzig, die Kinder. Und Lydia, eben genau die Lydia, fand Schnischni eigentlich prima, anders als die anderen, und wahrscheinlich war sie auch ein bisschen verliebt, kurz jedenfalls, da waren die beiden gerade dreizehn.

Aber je mehr verliebt, umso schwieriger wurde es für Schnischni in der Schule, mündliche Prüfungen Katastrophe, da haben sie viele Gespräche geführt, und dann hat das Gymnasium den Karel „zur Verfügung gestellt". Also man könnte auch sagen „rausgeschmissen", aber der Schuldirektor hat das „zur Verfügung gestellt" viel klarer gefunden. Oder zumindest freundlicher. Vielleicht auch nur, weil ihn erst kurz davor seine Frau rausgeschmissen hatte, von so etwas ist man ja auch nie so ganz frei.

Der Professor Keller persönlich hat den Eltern vom Karel das Waldsonnenheim empfohlen, aber weniger wegen dem Heim, viel mehr wegen dem Hepp, weil der Professor wusste, dass der Hepp mit solchen Kindern das schon ganz gut hinbekommt. Und tatsächlich, der Karel kam gerne zum Hepp in die Therapie, richtig gerne, aber der Schnischni kam immer mit und ging auch wieder genauso raus aus der Therapiestunde.

Seit Schnischni die Lydia im Waldsonnenheim gesehen hatte, war es aber wirklich auch wieder ganz schlimm, und die Sozialpädagogen waren am Ende, weil Schnischni oft zehn Sekunden brauchte, bis er einen Satz herausbekam. Schnischni stotterte wie man sagt tonisch, er hatte regelrechte Buchstabenblockaden, also nicht d... d... d... d... d... das, sondern d............................as, und das ist fast noch schlimmer, weil bei d... d... d... d... d... das kann man sich immer noch vorstellen, das kommt irgendwann, muss man halt ein bisschen warten, aber bei d.................., da weißt du nicht, ob da noch was kommt und ob das jetzt die nächste Viertelstunde so weitergeht, und darum möchtest du am liebsten das erste Wort sagen, damit es vorangeht und damit der arme Kerl erlöst ist, aber du weißt, das sollst du nicht, und dann geht das halt etwa so: „K.........................ann ich noch eine Sch.................. Sch.............................eibe B.....................rot haben?" Viele von diesen Kindern reden dann halt einfach nicht mehr oder nur noch ganz wenig, aber ehrlich gesagt ist das auch nicht so eine supergute Lösung, fand selbst Karel.

Beim Hepp ging es heute mit dem Karel überhaupt nicht, und dem Hepp tat der Karel richtig leid. Immerhin verstand er jetzt einiges, weil noch vor ein paar Wochen hatten sie immer wieder über dieses Mädchen im Gymnasium gesprochen, und wie schlimm das für den Karel war, als er nicht mehr zu ihr zu Besuch kommen durfte, weil es ihre Eltern verboten haben, obwohl er damals doch gar nicht mehr in die Hose gemacht hat.

Dem Hepp seine Abwehr hat gut funktioniert, Lydia vom Leib halten, und deshalb hatte er allen Ernstes überhaupt nicht realisiert, dass er und Karel das gleiche Schicksal hatten, Kontaktverbot mit ein und derselben Lydia. So ein Zufall. Oder vielleicht ja auch nicht, weil die meisten Zufälle sind ja doch gar keine. Aber das hatten wir glaub schon.

Das muss man ja jetzt auseinanderhalten, und jetzt wird es vielleicht klar, warum Psychiater ein viel, viel schwierigerer Beruf ist als Kriminalkommissar. Als Kriminalkommissar kann man die Information von Kunde A verwenden, wenn man will, oder gerade nicht, je nachdem, was günstiger ist, um den Schurken zu überführen. Oder du lügst einfach, mal sehen, was der Kandidat da sagt. Aber als Psychiater hat man gar keine Wahl, wegen Schweigepflicht. Selbst die geniale Lüge, die dir in den Sinn kommt, musst du da verschweigen. Da braucht es gar nicht den Gnom im Hintergrund, um zu wissen, dass der Hepp die Lydia nicht fragen kann: „Du, der Karel hat mir erzählt, dass er damals vor drei Jahren von deinen Eltern ein Kontaktverbot erhalten hat. Wieso eigentlich?“ Ploff, steht ein Gnom im Raum, aber dieses Mal der von Karels Eltern, der Schweigepflichteinhaltungsgnom, und dann brauchst du ein gutes Gnomenabwehrbataillon, um diesen klebrigen Gesellen wieder loszuwerden. Gegnerische

Juristen sind immer klebrige Gesellen, weil sie haben das Klebegesellentum ja studiert.

Jedenfalls, als Psychiater musst du den Mund halten, und wenn du ihn aufmachst, dann darfst du nur die Wahrheit sagen. So ähnlich wie Priester, nur die Wahrheit. Als Kommissar bekommst du hingegen einen Polizeiorden, wenn du besonders hinterlistig Informationen weitergibst und vielleicht sogar so ein bisschen lügst, damit der Verdächtige endlich zugibt, dass er auch zugetreten hat, damit der blöde Scheißkerl am Boden aufhört zu winseln und endlich mal seine überall herumliegenden Zähne zusammensammelt. Oder als Friseurin, da wirst du auch belohnt, wenn du Informationen weitergibst oder noch besser erst verzerrst und dann weitergibst, weil wenn du das so machst, dann rennen dir die Leute die Bude ein, dann kommen die jede Woche in deinen Friseurladen, sogar die Männer.

Aber der Hepp war natürlich auch nicht ganz hilflos. Wenn der Psychiater ein Thema bearbeiten will, aber der Gnom steht hinter dem Vorhang, dann lenkt er einfach das Gespräch wie zufällig darauf. Und dann muss er nur noch aufpassen, dass er sich nicht versehentlich verrät. Wenn er zum Beispiel an der falschen Stelle sagt: „Ja, genau", dann kann er sich schon mal eine Antwort auf die Frage ausdenken: „Wieso ›genau‹? Das habe ich Ihnen doch noch gar nicht erzählt." Für den Hepp aber ein Leichtes, weil vielleicht nicht gerade der Oberheld in Normans Reich, aber hier in seinem kleinen Psychiaterbüro unschlagbar.

„Ich hab mich auch gefragt, ob du aus irgendeinem Grund auf meinem Schoß sitzen musstest, weißt du."

„Wie ›musstest‹?"

„Na ja, ob es irgendwas gab, was das notwendig gemacht hat."

„Okay ...?"

„Fällt dir dazu was ein?"

„Zu Ihren komischen Gedanken soll mir was einfallen? Sie sind gut."

„Ja, warum soll denn hier nur ich arbeiten?"

„–"

„–"

„Wieso ist das denn so wichtig, Herr Hepp?"

„Ich weiß nicht, ob es so wichtig ist. Aber ich vermute es halt."

„Und wieso?"

„Eigentlich stelle ich hier die Fragen, aber gut: Es ist nicht so ganz üblich, dass sich mir meine vierzehn Jahre alten Patientinnen auf den Schoß setzen, und ich weiß nicht, ob du eine gewohnheitsmäßige Schoßsitzerin bist. Dann hätte der Anwalt deiner Eltern jedenfalls eine Menge Arbeit."

„Nein, das war nur bei Ihnen."

„Und doch bestimmt nicht, weil du so schrecklich verliebt bist in mich."

„Doch."

„–?"

„Nein, Scheiß."

„Sondern?"

„Keine Ahnung. Ich hatte dieses Zeug eingeworfen."

„Ja, aber das ist nicht der Grund, weißt du? Vielleicht hat es das Zeug leichter gemacht, aber das war nicht der Grund."

„Keine Ahnung."

„Streng dich an, Lydia. Das hier ist nicht Ponyreiten. Wir machen Therapie."

„Ich hab wirklich keine Ahnung, was Sie hören wollen."

Und da hat der Kilian angerufen, nicht wirklich, sondern so im Hepphirn drinnen, und er hat gesagt: „Die Filzmatten, Paul, denk an die Filzmatten." – „Wieso die Filzmatten? Die von Beuys?" – „Korrekt." – „Und?" – „Paul, die Filzmatten sind keine Filzmatten mehr, wenn du ihnen eine Bedeutung gibst." – „Ich steh auf dem

Schlauch." – „Streng dich an, Paul. Natürlich weißt du, was ich meine. Du hast Lydias Schoßsitzen schon klar, nun muss sie es dir nur noch bestätigen." – „Du meinst, ich weiß schon, was Lydia antworten soll?" – „Paul, Bingo, das gibt eine Steffigeschichte."

„Nein, Lydia, es geht überhaupt nicht darum, was ich hören will. Ich habe doch keine Ahnung. Ich hab keine Ahnung, was das bedeutet haben könnte."

„Haben Sie doch."

„Nein, Lydia, echt nicht. Oder doch. Ja."

„Und?"

„Lydia, die Krankenkasse bezahlt mich, damit ich dir Fragen stelle. Das ist nun mal so. Das können wir nicht einfach rumdrehen. Was kommt denn dabei heraus, wenn der Patient dem Chirurgen das Skalpell aus der Hand nimmt und anfängt, am Chirurgen herumzuschnitzen?"

„Keine Ahnung, aber lustig."

„Halb lustig, Lydia."

Und da hat jetzt einmal der große Hepptrick nicht so recht funktioniert, nämlich so ein bisschen Verwirrung stiften (Chirurg, Skalpell), damit die Jugendliche vergisst, worüber man gerade gesprochen hat. Der Hepp hat übersehen, dass Lydia nicht umsonst Hebräischbeste, weil Gehirn wie ein Teilchenbeschleuniger.

„Mich interessiert das aber, was Sie denken, warum ich das damals gemacht habe."

Das passiert manchmal, hat der Hepp gedacht, dass sich die Rollen umkehren. Der Hepp war sowieso überzeugt, ein gutes Therapiegespräch ist eines, bei dem beide, Therapeut und Patient, gar nicht merken, dass es ein Therapiegespräch ist, was sie da gerade zusammenbasteln. Das ist nicht ganz einfach, wenn einer von beiden einen weißen Kittel trägt, aber auch ohne Kittel schwierig, wenn der eine immer nur Fragen stellt, weil wann sind Sie das letzte

Mal mit einem guten Freund zusammengesessen und er hat nur Fragen gestellt, fünfzig Minuten lang?

Und vor allem so typische Psychofragen: „Kannst du dich erinnern, wie du dich damals gefühlt hast, als du gemerkt hast, dass der Auspufftopf durch ist?" Oder wenn Antworten, dann nur Expertenantworten, also beispielsweise: „Klar solltet ihr in die Cinque Terre fahren, denn die fünf Dörflein wurden ja im Jahr 1997 zum Weltkulturerbe der UNESCO erklärt", oder: „Ich verstehe, dass du auf die Ricarda abfährst; sie trägt übrigens preisintensive Gucci-Schuhe aus der Sommerkollektion von 2013, die in einer Stückzahl von nur fünfhundert Paaren produziert wurden." Das ist nämlich etwas anderes, wenn der Freund sagt: „Klar fahrt ihr in die Cinque Terre. Wir waren damals in Monterosso in einem kleinen Hotel, und es hat den ganzen Tag geschifft. Sind wir halt im Hotel geblieben. Und ein Dreivierteljahr später sind wir Eltern geworden", oder: „Ricarda? Die kannst du dir nicht leisten, mein Lieber. Aber ich finds klasse, dass du nicht nur, aber schon auch auf Äußerlichkeiten achtest."

Natürlich geht das mit dem normalen Gespräch nicht in jeder Situation in der Therapie, und manches Mal fand es sogar der Hepp doch ganz nützlich, in seinem Schrank noch den alten weißen Kittel aus dem Untersuchungskurs zu haben, vor allem, wenn es darum ging, zu zeigen, wer hier nun wirklich der Experte im Ring ist. Oder steindepressiver Patient, antwortet bestenfalls alle fünf Minuten mit Einwortsätzen, da kann auch ein Hepp nichts machen, so ein Gespräch hat dann immer eine gewisse Schlagseite.

Trotzdem, der Hepp war eigentlich richtig froh, wenn seine Patienten Fragen stellten – nicht weil er so gerne Antworten gab, sondern weil er es für ein Zeichen von Balance hielt, und bei Jugendlichen sowieso, wenn die sich trauen, dem Erwachsenen eine echte Frage zu stellen, gutes Zeichen. Weil eigentlich sind Jugendliche von Natur aus – so eine Überraschung – gar nicht demütig, sondern neugierig. „Seit wann sind Sie mit Ihrer Frau zusammen?“ – da zuckt der Jugendpsychiater natürlich zusammen, huch, was sage ich jetzt? Schnell eine Frage formulieren („Warum ist das für dich wichtig?“), ausweichen („Die Dauer einer Beziehung sagt ja nichts darüber, wie gut und intensiv sie ist“), lügen („Das weiß ich gar nicht mehr ganz genau“) oder vage antworten („So zehn, zwanzig Jahre werden es schon sein“). Jedenfalls Zeit gewinnen und hoffen, dass der Jugendliche die Frage schnell wieder vergisst oder – wahrscheinlicher – etwas anderes wichtiger findet. Aber eben bei Lydia wieder ganz anders, nicht vergessen und dummerweise auch noch nicht etwas anderes wichtiger finden, und deswegen blieb die Lydiafrage am Heppdoktor kleben wie weiß nicht, fällt mir gerade kein guter Vergleich ein.

„Gut, Lydia. Manches Mal machen Kinder – oder sogar Jugendliche – so was, wenn ... Oder lass mich anders anfangen. Hm. Vor kurzem war ich beim Zahnarzt. Der hat mir eine Narkose machen müssen, weil es sich um einen sehr komplizierten Eingriff handelte.“ (Sie müssen da jetzt nichts sagen.) „Und als ich wieder aufgewacht bin, war ich irgendwie komisch drauf und habe Sachen gemacht, die ich sonst nie tun würde.“

„Was denn?“ (Erwachsene würde das zwar auch interessieren, aber sie würden nie fragen.)

„Egal. Darum geht es gar nicht. Ich weiß jedenfalls, warum das so war. Das waren Sachen, die ich irgendwo in mir drin machen wollte oder musste, aber die Vernunft oder der Anstand oder was auch immer hat das verboten.“

„Sie haben verbotene Sachen gemacht?“

„Nein, das nicht. Aber merkwürdige.“

„Psychosachen?“

„Ja, sagen wir Psychosachen.“

„Und was hat das mit mir zu tun?“

„Ja, kommt schon noch. Wie gesagt, ich hätte das eigentlich nie gemacht, aber das Zeug, das mir der Zahnarzt verpasst hat, das hat mich geflasht, verstehst du? Das hat meine Kontrolle ausgeschaltet, Vernunft, zum Beispiel, weg."

„Wie beim Saufen?"

„Ja, oder so. Stimmt, beim Saufen auch. Und wenn die Kontrolle weg ist, dann machen wir Sachen, die merkwürdig sind, unanständig, illegal, was auch immer. Aber jetzt kommts: Das sind trotzdem wir. Es sind unsere Sachen, die wir dann machen."

„Logisch. Und?"

„Du hast gesagt, du hast an dem Tag etwas eingepfiffen. Was war das?"

„Haha, eingepfiffen ist gut. Hat man das in den Fünfzigerjahren so gesagt, als Sie jung waren?"

Jetzt eigentlich saufrech, aber super, hat der Hepp gedacht, weil wenn Sie oben noch mal kurz nachlesen, Therapie am besten wie Gespräch, und ganz ehrlich, das mit den Fünfzigerjahren hätte auch von Kilian kommen können.

„Ja, damals, kurz nachdem die ›Titanic‹ gesunken war, genau. Lenk nicht ab. Was hast du geschluckt?"

„Egal, darum geht es gar nicht."

„–"

„Okay, das war so Katzenminze."

„Katzenminze."

Ein guter Jugendpsychiater bildet sich mindestens einmal stündlich im Bereich der Suchtmedizin fort, um aktuelle Entwicklungen zeitnah verfolgen zu können. Besser wäre in kürzeren Intervallen, aber da kommt schnell mal ein Telefonat dazwischen, und deshalb muss man halt vielleicht mal in einer Stunde drei, vier neue Suchtstoffe lernen. Dafür darf man dann die alten wieder verlernen, Heroin zum Beispiel, das muss man als Jugendpsychiater heute nicht mehr wissen, das ist inzwischen mehr das Thema vom Gerontopsychiater.

„Katzenminze? Was ist das denn?" Beim Hepp waren offenbar mehrere Telefonate dazwischengekommen in den letzten Jahren.

„Weiß auch nicht, so Blätter, die raucht man halt."

„Und dann?"

„Flashts. Ist lustig, manchmal macht es Hallus."

Katzenminze, das muss ich mal dem Norman vorschlagen, hat der Hepp gedacht.

„Und es macht ein bisschen lustig?"

„Voll."

„Und das Zeug hast du geraucht, bevor du zu mir kamst?"

„Yep."

„Und wieso?"

„Keine Ahnung. Hatte einfach Lust. Oder weil ich sonst die Therapiestunde nicht ausgehalten hätte. Langweilig, wissen Sie. Nein, Spaß."

Es gibt keinen Spaß, hat der Hepp gedacht. Aber darum ging es ja jetzt hier nicht. Er würde sich das mal merken, hat er gedacht, dann kann er es später mal mit der Lydia besprechen, aber er hat genau gewusst, dass er es eh vergessen würde, der Hepp.

„Haha, lustig, lustig. Okay, nehmen wir mal an, das Zeug hat was mit dir gemacht, es hat gemacht, dass du komische Sachen machst." Es kommt ja bei Therapiegesprächen in der Regel nicht so sehr auf geschliffenes Deutsch an, auch wenn eine gute Sprache das Gespräch hier und da würzen kann.

„Also, du rauchst Katzenpfefferminze ..."

„Katzenminze."

„Katzenminze, egal, du kannst rauchen, was du willst. Also, du rauchst dieses Zeug, und mit einem Mal macht die Lydia Sachen, die sie sonst nicht gemacht hätte, aber die sie machen möchte oder muss."

„Ich wollte mich Ihnen noch nie auf den Schoß setzen."

„Aber du musstest. Vielleicht."

„Aha."

„Ja, es könnte ja einen inneren Auftrag gegeben haben. Verstehst du?"

„Bin ich doof? Natürlich verstehe ich. Und welcher innere Auftrag?"

„Vielleicht müssen wir das zusammen herausfinden. Zum Beispiel: Ich muss dem Doktor Hepp etwas zeigen, der muss etwas wissen."

Und da ist die Lydia still geworden, versteinert, und in einem guten Roman würde jetzt auch stehen „bleich", aber so schnell geht das in Wirklichkeit gar nicht, aber die feuchten Augen, die hat der Hepp tatsächlich gesehen.

„Ich muss dem Doktor Hepp zeigen, dass die Grenzen zwischen den Erwachsenen und mir total verschoben sind oder dass es diese Grenze gar nicht gibt."

Stiller konnte die Lydia wirklich nicht mehr werden, da hätte jede Mutistin oder ein ganzes Schweigekloster Nachhilfe nehmen können.

„Und zwar auch die Körpergrenze, weißt du? Die gibt es gar nicht, diese Grenze zwischen der vierzehnjährigen Lydia und den Erwachsenen."

Und dann ist die Lydia rausgerannt und hätte fast noch den Schnischni umgerannt, weil der an der Tür gestanden hatte, rein interessehalber und zufällig.

13

Tagelang kein Zeichen von Lydia. Schlimm genug. Da hätte nicht auch noch der Gnom schreiben müssen, Lydia wird vermisst, und man habe bei der Durchsicht ihres Mailkontos gesehen, dass sie offenbar ohne Absprache mit den Eltern Termine bei Herrn Doktor Hepp wahrgenommen habe. Unabhängig vom Ergebnis einer allfälligen rechtlichen Prüfung dieses Vorgangs erbitte er im Interesse seiner Klienten, der Eltern von Lydia, umfassende Auskünfte über Zeitpunkt und Inhalt des Gesprächs respektive der Gespräche. Da Gefahr im Verzug sei, könne Herr Doktor Hepp mit Sicherheit von einer impliziten Entbindung von der Schweigepflicht ausgehen. Man habe sich überdies erlaubt, Herrn Professor Keller über diese irritierenden Vorfälle zu orientieren, müsse doch jede Anstrengung unternommen werden, die Jugendliche zeitnah und wohlbehalten wieder mit ihren Eltern in Kontakt zu bringen.

Immerhin sind wir uns einig, hat der Hepp gedacht, auch wenn ich es vielleicht etwas anders formuliert hätte. Hätte ich eigentlich einen Anwalt eingeschaltet – oder hätte ich vielleicht sogar direkt mit diesem Doktor Kontakt aufgenommen, wenn meine Tochter fehlt? Da muss man als Psychiater schon ein wenig nachdenken, was das bedeutet, wenn die Eltern einen Anwalt bemühen, weil „zu wenig Zeit", „Wichtigeres zu tun" „vergessen, dass wir auch direkt Kontakt aufnehmen könnten" scheidet ja als Begründung hoffentlich aus, wenn es um die eigene Tochter geht. Also? Angst. Aber wieso Angst? Vor ihm, dem kleinen Hepp, den sie nach Belieben an die kurze Kette vom Professor legen lassen konnten, vor ihm, dem Tiger mit den Korkzähnen? Und warum engagiert sich der Gnom so sehr für ein verschwundenes Mädchen?

Wenn man solche Fragen hat, weiß man manches Mal gar nicht, wie wichtig sie sind, und der Hepp hat ja sowieso sein Geld für gutes Fragen verdient, da kann man nicht immer wissen, dass ausgerechnet die Gnomenfragen zu den ganz wichtigen Fragen gehören. Meistens weiß man so was halt erst, wenn man die Antwort erhält, obwohl man gar nicht mit einer Antwort gerechnet hat und schon gar nicht von der Seite, von der sie dann kam.

Der Hepp ist in den nächsten Tagen zufällig immer wieder beim Bahnhof vorbeigelaufen oder -gefahren, und jetzt wissen wir ja schon, dass es keinen Zufall gibt. Natürlich war das mit dem Bahnhof auch kein Zufall, auch wenn der Hepp jedes Mal eine gute Begründung gehabt hätte, warum er schon wieder am Bahnhof aufkreuzt: Blumen kaufen für Caroline, Blumen kaufen für Claudia, „Süddeutsche“ kaufen, Fahrplanauskunft, lauter solche guten Gründe für den kleinen Umweg. Dem Mann an den Monitoren ist das irgendwann schon auch aufgefallen, dass da immer einer rumtigert, und jetzt hat der Hepp zwar nicht direkt so ausgesehen wie ein schiitischer Hisbollah-Kofferbomber, aber merkwürdig schon, und deshalb hat er dem Hepp mal die Bahnpolizisten hinterhergeschickt.

Wenn jetzt einer von den Bahnpolizisten ein rechtschaffener Psychoanalytiker gewesen wäre, dann hätte er schon eine Deutung gehabt für diesen komischen Kerl, der immer wieder hier auftaucht und scheinbar so ziellos rumläuft, und wenn es auch nur ist: Der sucht was. Aber die Männer von der Bahnpolizei waren keine Psychoanalytiker, und deshalb hat einer von den beiden den Hepp gefragt: „Suchen Sie etwas?“ Weil normaler Bahnhofskunde schaut schon nicht hinter jede Rolltreppe oder unter abgestellte Gepäckwagen, und das jeden Tag.

„Nein“, hat der Hepp geantwortet, „nicht direkt.“

„Können wir Ihnen sonst wie helfen?“

„Wie, helfen?“

„Na ja, vielleicht brauchen Sie etwas? Einen Platz zum Schlafen zum Beispiel?“

Das ist jetzt natürlich schon ein bisschen etwas zum Schämen gewesen, weil wenn dich der Herr Bahnpolizist mal so was fragt, dann hat das vielleicht etwas mit deiner Außenwirkung zu tun, und ganz ehrlich, da gäbe es weiß Gott charmantere Sachen, die der Bahnpolizist zu dir sagen könnte, zum Beispiel gar nichts.

„Nein, ich bin Psychiater ..." Und so wie der Hepp das von sich selber gehört hat, hat er schon in den Augen von den beiden Herren in ihren stolzen Uniformen so Fragezeichen gesehen, und der eine hat sein Funkgerät rausgeholt und irgendetwas gefunkt. Der Hepp hat das auf sich bezogen, obwohl es um etwas anderes ging, und da ist der Hepp kurz aus dem Konzept gekommen, und er hat gesagt: „Wissen Sie, als Psychiater sucht man manches Mal Patienten." Das war jetzt für den Polizisten ohne Funkgerät wieder missverständlich, weil der hat gedacht, da meint einer, er ist Psychiater, und er sucht am Bahnhof Patienten, und das hinter Rolltreppen und unter Gepäckwagen. Da denkt der Bahnpolizist vielleicht nicht an Hisbollah, aber das, was ihm dafür in den Sinn kommt, ist auch nicht so viel besser.

Erst wie der Hepp das aufgeklärt hat, hat der Polizist seine rechte Hand wieder weg von seinem Gürtel mit dem Pfefferspray und den Handschellen – und er hat gesagt, er werde das mal abklären, ob sie hier diese Jugendliche aufgegriffen haben, aber er glaubt nicht.

Damit hat der Polizist leider auch recht gehabt, die Lydia war nicht auf dem Bahnhof gesehen worden, weil der Mann an den Monitoren hauptsächlich auf Kofferbomber und psychisch auffällige Obdachlose spezialisiert war, nicht auf Jugendliche.

Dabei hätte es schon sein können, weil Jugendliche sind gerne am Bahnhof, und da haben Sie sich wahrscheinlich nie gefragt, warum das so ist, aber wenn du der Hepp bist, dann weißt du, auch das hat eine Bedeutung, wie alles, und bei Jugendlichen am Bahnhof sogar eine äußere und eine innere Bedeutung. Äußere ist klar: Am Bahnhof kann man am besten Zigaretten schnorren und betteln, wenn du Mädchen bist und ein bisschen schön klimpern kannst mit den Augendeckelchen.

Und trocken ist es am Bahnhof, manchmal sogar warm, und eine Menge Leute kannst du beobachten, da triffst du immer wieder jemanden, weil da verabredet sich der Vater von der Laura heimlich mit seiner Freundin, dann kann man das der Laura erzählen, obwohl, das kann man der Laura auch erzählen, wenn man es nicht gesehen hat, oder der „Doc" streift rum und vertickt sein gestrecktes Zeug, oder du siehst, wie alle morgens in die Schule stressen, aber du musst nicht dank Schulverweis.

Für den Hepp war die Sache mit der inneren Bedeutung wichtiger. Bahnhof, das heißt nämlich Ankunft und Abfahrt, und jeder Zug, der wegfährt, ist eine Möglichkeit, wegzugehen, also es gibt einen Ausweg, und du musst den Nachtzug nach Paris gar nicht nehmen, es reicht, wenn du weißt, du könntest ihn nehmen. Bahnhof ist Aufbruch, ein bisschen wie Jugendlicher sein, irgendwann pfeifen sie, dann geht es los, raus, ins Neue, das wird eine spannende Reise. Und Bahnhof ist Ankunft, da kommen die Fremden, und sie bringen ihre Geschichten mit und ihre Welt, mal sehen, wie das aussieht. So Sachen hat der Hepp gedacht, aber wenn Sie das jetzt ein bisschen zu sehr psycho finden, dann können Sie schon auch sagen, der Bahnhof ist ein Ort, an dem Züge ankommen und abfahren.

14

„Ich hab damals v..............iel mit L.................. Lydia darüber g.................. g................ gesprochen. Ich v.............. versteh das n........icht."

„Und magst du mir sagen, was sie dir erzählt hat?"

„Ich weiß n............ nicht."

„Erzähle es nur, wenn du weißt, dass du es erzählen willst."

„Ich w...............ill ja sch............ sch................ sch............ schon."

„Aber?"

„Ich w...... weiß nicht, ob ob ob es okay ist."

„Für Lydia?"

„J............ J............ J............ J............"

„Ja."

„G......... g......... g............ g.............. genau."

„–"

„G......... glauben Sie, s...... s......... s......ie hat sich um... um... umgebracht?"

„Ich hoffe nicht. Aber ich weiß es nicht. Es ging ihr sehr schlecht, weißt du."

„W.................. wie d.................. da.............. dama.............. damals."

„Damals?"

„D............as hat mich v............ v...... v.........oll fertigge........ge......... gemacht."

„Erzählst du mir davon?"

Und der Karel hat Ja gesagt, also natürlich eher J......... J......... Ja. Und dann hat er erzählt, und der Hepp hat später gar nicht mehr gewusst, wie lange sie zusammengesessen hatten, weil auch ohne Stottern hätte der Karel dafür locker zwei Stunden gebraucht, und als der Karel weg war, wie die Claudia kam und ihm Kaffee bringen wollte, da hat der Hepp abgelehnt, und dann hat er die Claudia gefragt, ob sie heute Abend was vorhat, und das hatte sie natürlich nicht.

Jugendliche lieben die Freiheit – trivial, das kann man heute in dreieinhalbtausend Erziehungsratgebern lesen. Natürlich denken manche Pädagogen schon noch, da erzählen sie den Eltern ganz neue Ergebnisse aus der pädagogischen Entwicklungspsychologie, obwohl die Eltern das schon fünfmal in der „Bäckerblume" gelesen haben und in der „Apothekenumschau".

Klar, dass auch Lydia die Freiheit liebte. Aber wahrscheinlich ging es ja gar nicht um Freiheit, warum die Lydia auf Kurve gegangen war, also abgehauen. Überhaupt: Dass sie weg war, das war nicht das eigentlich Beunruhigende. Aber dass Karel erzählt hatte, früher habe sie laufend gesagt, sie halte es nicht mehr aus, sie wolle nicht mehr leben, sie bringe sich eines Tages um, das hat den Hepp doch alarmiert. Und wenn Karel die Geschichte nicht erzählt hätte, vielleicht hätte der Hepp wieder Ruhe gefunden, aber mit der Geschichte, da hat es den Hepp nicht überrascht, als noch in derselben Nacht sein Telefon klingelte.

Wenn man in einer fremden Wohnung ist, dann sind diese Anrufe nachts um halb drei noch mehr Herausforderung als zu Hause, weil die entscheidenden Fragen, „Wer bin ich? Was klingelt da? Warum habe ich so einen hohen Puls? Bin ich tot?", die sind überall gleich und gleich schnell beantwortet. Aber die „Wo bin ich?"-Frage, an der blieb der Hepp hängen. Noch bevor er die Antwort wusste, war das Klingeln wieder weg, weil Sofa hatte er zwar daheim, aber ein ganz anderes, das hier war wahrscheinlich Ikea Karlsvik, hahaha, und er hatte auch keine Tonkatzen auf dem Boden und Salzteigfiguren an der Wand hängen. Kamelhaardecke, ja, aber das heißt ja noch nicht, dass du zu Hause bist, nur weil dich jemand mit einer Kamelhaardecke zugedeckt hat, weil das machen schließlich alle Frauen, die eine Kamelhaardecke haben, also alle Frauen.

Mitten aus dem Schlaf heraus in einer fremden Wohnung ein Handy bedienen, das dir im Prinzip genauso fremd ist, das ist sogar für junge Leute kompliziert, und als er dummerweise die

Wahlwiederholung gedrückt hat, da hatte der Hepp wahrscheinlich vergessen, dass er am Abend zuletzt noch die Caroline angerufen hatte, komme später heute Abend, habe noch ein Geschäftsessen, mach dir keine Sorgen, geh schon ins Bett, Caro, hab dich lieb. Aber nachts um zwei Uhr dreißig, da hat auch die Caroline gewusst, wahrscheinlich hat sich das Geschäftsessen ein bisschen in die Länge und – wer weiß – vielleicht sogar in die Horizontale gezogen, und sie hat dem Hepp gesagt: „Du wirst staunen, ich liege schon im Bett. Und du? Noch bei deinem Geschäftsessen? Komm aber nach dem Nachtisch heim, ja, mein Genießer."

Und jetzt sieht man mal, dass die Caroline nachts viel schneller einsatzfähig war als der Hepp, wobei, die Caroline hatte ja auch nicht diese Tonkatze und die Salzteigfigürchen verarbeiten müssen, und außerdem war sie selber von ihrem Geschäftsessen auch noch ein bisschen aufgewühlt.

Zuerst hat der Hepp einmal sein Telefon stummgestellt, dann die Schriften extragroß, und schließlich hat er den Countdown geöffnet. Alles praktische Funktionen, aber halt nicht, wenn man die Anrufe in Abwesenheit sucht, aber da hat es zum Glück schon wieder geläutet, und da hat er gesehen: Institut für Rechtsmedizin. Aber das war nur der Schreck, weil auf dem Display stand das gar nicht, sondern „Unbekannter Teilnehmer", und da war der Hepp richtig froh, dass ihn mitten in der Nacht ein unbekannter Teilnehmer anruft.

Auf dem Weg ins Uniklinikum hätte der Hepp sich so ein Blaulicht gewünscht wie es die coolen, erfolgreichen Kommissare im Fernsehen immer haben, klack, aufs Dach, ab durch die Nacht, und alle roten Ampeln werden gedemütigt, aber jetzt Hand aufs Herz, auf dem Hepp seinem Fiat so ein Blaulicht, das hätte ja eh keiner geglaubt, wenn es überhaupt noch gehalten hätte, weil viel Metall war da ehrlich gesagt nicht mehr, und dann hätte der Hepp es während der Fahrt immer mit der Hand selber festhalten müssen, megaumständlich.

Der Hepp war auch nachts um drei und selbst im Notfall ein Roteampelstehenbleiber, weil jeder Strafzettel hätte den Wert von seinem Auto um ein Mehrfaches überschritten, das war es ihm nicht wert, einfach. Aber so ist er halt ein kleines bisschen zu spät gekommen, auch weil der Pförtner am Personalparkhaus erst noch telefonisch nachfragen musste, ob wirklich ein Kinderpsychiater erwartet wird, weil mit BMW hätte er die Schranke wahrscheinlich gleich hochgemacht, aber wenn da nachts einer mit einer Ladung rostigen Restmetalls auf Rädern ankommt, da muss man als Pförtner schon sorgfältig prüfen, nachher lässt der Kerl das einfach in der Tiefgarage stehen, und dann hat man nur Scherereien, alles schon vorgekommen.

Und dass der Hepp auch noch gegrunzt hat, er werde jetzt nachts um drei schon nicht heimlich hier auf den Personalparkplatz schleichen, um dann in der Stadt ein wenig shoppen zu gehen, das hat die Sache auch nicht beschleunigt, im Gegenteil, weil wenn die Leute etwas nicht mögen, dann, wenn andere meinen, sie machen ihre Arbeit nicht richtig – und obwohl der Hepp sonst immer geschickt bei so was, da war er nicht so geschickt, aber wenn da ein Fräulein gesessen hätte, dann hätte die Sache vielleicht ganz anders ausgesehen, nämlich zwischen Männern ist immer Kampfzeit, auch nachts um drei.

Auf der Intensivstation war viel Besuch, weil wenn du als Jugendliche mal dort bist, dann stehen sie plötzlich alle um dich rum, während sie dich sonst gut und gerne mal vergammeln lassen oder ganz vergessen. Nur wenns ums Letzte geht, dann sind sie da. Mitten in der Nacht hat der Hepp sie nicht erwartet, aber da standen alle drei, Lydias Mutter, ihr Vater und der Polizeipräsident, und jetzt halt einmal, da stimmt doch was nicht, da hat er sich verschrieben, das wäre beim Dan Brown halt nicht passiert, da sieht mans mal wieder, man sollte beim Bücherkaufen nicht aufs Geld schauen, aber hat denn der Lektor da geschlafmützt? Nein, Sie, der Lektor hat das natürlich gleich rot angestrichen, stopp, Fehler, und dann hat der Lektor weitergelesen und hat die roten Striche entfernt, kein Fehler. Nur weil Sie jetzt fragen, ob denn der Gnom nicht da war, aber doch, ich habs ja geschrieben, dass sie alle drei da waren.

Sechzig Tabletten Deroxat und zwanzig Tabletten Novalgin, da muss man erst mal drankommen. Zum Glück gibt es für so was gute Freunde mit Beziehungen, Freunde, wo die Mutter depressives Schmerzsyndrom, die ist so versteinert, die würde noch nicht einmal merken, wenn man ihr die Brille, die Ohrringe und das Zahngold klauen würde, um es zu verticken. In dem Fall aber eine Freundin von Lydia, Medivorrat vom Praktikum im Altersheim, da war das gar nicht aufgefallen, dass in den Packungen nur noch ein Blister statt zwei drin ist und dass die alte Frau Stegmaier drei Wochen lang eine Spur mehr gejammert hat als ohnehin.

Trotzdem, das ganze Zeug muss man erst mal aus dem Blister drücken und dann auch noch schlucken, selbst mit Wodka dauert das ein bisschen, weiß nicht, ob Sie das schon mal versucht haben. Und dann schnell noch eine SMS an eben die Freundin, die das Zeug besorgt hat; bis man dann im Krankenhaus ist, ist das meiste Zeug schon durch den Magen durch, da kannst du das, was alle immer „Magenausspülen“ nennen, vergessen, da kannst du nur noch die Sonden und Messgeräte und eine Infusion anschließen und so tun, als hättest du alles im Griff, aber ein bisschen beten zum Allmächtigen ist schon dabei, weil die Lydia hat auch noch gelesen im Internet, wie viel Antiemetikum sie nehmen muss, damit das Zeug nicht grad wieder hochkommt, und das hatte sie auch via Freundin direkt im Altersheim bezogen.

Dass sie dann auf der Intensivstation gelallt hat, sie werde mit niemandem sprechen, mit keinem, und wenn, dann nur mit dem Psychohepp, da waren alle ganz froh, dass sie überhaupt noch etwas gestammelt hat, die Lydia, und jetzt war das das erste Mal, dass es seit damals mit dem Schoßsitzen alle recht gut gefunden haben, dass es den Doktor Hepp gibt, sogar der Gnom, und er selber, der Hepp, war auch froh, weil die Lydia, das hat er da gemerkt, die war ihm – jetzt finden Sie das meinetwegen kitschig, aber es war halt so – ans Herz gewachsen.

Manche Patienten in der Therapie sind wirklich sehr verstockt, aber es ist ihr gutes Recht, und manche sagen gar nichts, obwohl, gar nichts sagen kann man zwar, aber gar nichts aussagen eben nicht, weil Watzlawick: „Man kann nicht nicht kommunizieren." Die Lydia hätte bestimmt etwas gesagt, da war der Hepp überzeugt, aber das mit dem fehlenden Blaulicht und die kleine Meinungsverschiedenheit mit dem Pförtner, das war jetzt halt doch schlecht gewesen, weil vor zehn Minuten hatte sie die Augen noch offen gehabt, jetzt aber zu, und so, wie sie aussah, war der Hepp ungeheuer froh, dass es laufend gepiept hat, weil wenn jemand tot ist, dann stellen sie auch das geschäftige Gepiepe ab, beziehungsweise es stellt sich ja selber ab. Das Pulsoxymeter zeigte eine Sauerstoffsättigung an, mit der er sogar in schlechten Zeiten, also wenn er Sport machte, gut überleben könnte. Da hat sich der Hepp einfach hingesetzt und gewartet, und das machen nicht viele Psychiater, dass sie dann hinsitzen und warten, weil das zahlt keine Krankenkasse, „Warten, bis intoxikierter Patient wieder aufwacht", das gibt es in den Vergütungskatalogen nämlich nicht. Jetzt hat der Hepp einfach unbezahlt gewartet.

Draußen konnten sich die drei Eltern von der Lydia nicht recht wach halten, Automatenkaffee hat noch nie Flügel verliehen, aber rein haben sie sich auch nicht getraut, weil Lydia hatte nämlich, noch bevor der Hepp da war, gelallt: „Wenn ihr hier seid, verreck ich vollends." Und da wussten sie dann nicht, ist das jetzt eine Drohung oder so eine Art Prophetie, und der Gnom hat gesagt, schon allein juristisch wäre es gescheiter, draußen zu warten.

Jetzt die drei Eltern draußen, der Psychiater drinnen, von der Symbolik her müssten Sie jetzt eigentlich wissen, was das bedeutet, wenn nicht, ist es aber auch nicht schlimm. Drinnen kippte dem Hepp der Kopf immer so lästig und medizinballschwer aufs Bettgitter, und das war natürlich von außen betrachtet fast ein bisschen Dornröschen, der Hofstaat schläft, aber beim Dornröschen romantischer, da fällt ja wenigstens nicht der Kopf vom Prinzen die ganze Zeit aufs Bettgitter. Und beim Dornröschen hat sich glaub kein Mensch um die Sauerstoffsättigung gekümmert.

Psychotherapie oder überhaupt das ganze Psychische ist oft bisschen wie im Märchen, das können Sie sich merken, vielleicht kommt das mal im dritten Heppbuch dann, also zum Beispiel „Familientherapie bei Familie Aschenputtel" oder „Essstörungen und Prinzessin auf der Erbse" oder „Erziehungsschwierigkeiten und Die zertanzten Schuhe". Da fragt man sich manchmal schon, ob man nicht lieber ein gescheites Märchenbuch kauft, statt dem verklemmten Psychologen die Hunderter in den Rachen zu stopfen, nur damit der schön sagt „Mmh" und „Und jetzt geht es Ihnen beiden als Eltern ein wenig wie dem Aschenputtel, das immer nur die Drecksarbeit machen muss. Könnte man das so beschreiben?"

Das Märchenbuch kannst du repräsentativ ins Regal stellen, wenn es nicht gerade eine Buchklub-Ausgabe ist, aber den Psychologen würdest du dir ja nie und nimmer mit heimnehmen und gar noch ins Regal stellen, weil der kommentiert dann von dort aus alles, also zum Beispiel: „Wie erleben Sie das jetzt, dass Ihr Sohn das Glas umgeworfen hat? Können Sie mir das Gefühl beschreiben?", oder: „Was denken Sie, würde Ihre Frau jetzt darüber denken, wenn sie sehen würde, dass Sie sich solche Bilder im Internet anschauen?" Das macht das Märchenbuch eben nicht.

Aber ich gebe zu, du brauchst schon ein bisschen Fantasie, um dir vorzustellen, dass du der böse Wolf bist und die blutjunge Auszubildende aus der Kantine ist das Rotkäppchen, vor allem weil es ja am Schluss auch noch so ungünstig ausgeht für dich – wie im richtigen Leben.

Wie der Hepp wieder aufgewacht ist, stand die Morgenvisite mit acht Ärzten und dem Professor und sieben Medizinstudenten und zwei Intensivpflegern im Raum, und der Professor hat zum Hepp gesagt: „Das ist für Eltern immer ein schwieriger Moment, aber Ihre Lydia wird durchkommen. Medizinisch ist Ihre Tochter stabil. Wir haben den Kinderpsychiater schon informiert, er wird mit Lydia sprechen und dann vorschlagen, was man weiter tun sollte. Wenn Sie Fragen haben, wenden Sie sich jederzeit an Herrn Doktor Honold, selbstverständlich. Alles Gute“, und da war der Herr Professor weg und mit ihm seine ganze Entourage, und der Hepp hat sich an das Gespräch mit dem Karel erinnert und gedacht, jetzt hat die Lydia schon drei Väter, bitte, wer hat das schon?

15

„Schnischni, den kennen Sie, der ist doch bei Ihnen im Heim."

„Ja, was ist mit Schnischni, also mit Karel?"

„Schnischni hat mir das damals erzählt. Der war damals mein Freund sozusagen."

So, und jetzt seien Sie mal der Hepp und sagen Sie hier nicht „Ich weiß". Also wachsam für die Schweigepflicht, obwohl dein Medizinballkopf eine halbe Nacht auf einem Bettgitter gelegen hat, alle Achtung. Weil offiziell wissen Sie das nämlich nicht, und das ist jetzt zum Beispiel auch der Grund, warum der Psychiater so oft „Mhm" und „Hm, ja" sagt, Schweigepflicht, und wenn Sie ihm sagen „Ich glaube, mein Mann betrügt mich mit seiner Jugendliebe", dann wäre es ja gar nicht mehr spannend in der Paartherapie, wenn der Psychiater da sagen würde: „Stimmt, hat er mir im Einzelgespräch ja erzählt", oder: „Ja, die Freundin von Ihrer Tochter hat die beiden erst vor kurzem am Bahnhof gesehen und es Ihrer Tochter gesagt." Nein, Psychiater immer schön diskret und trotzdem authentisch.

„Und du?"

„Panik total. Ich hab das nicht geglaubt, ich hab mir gesagt, Schnischni ist sowieso voll psycho, das sagt der so, weiß ich warum?"

„Aber ..."

„Nix aber." Und dann hat die Lydia die Augen zugemacht, und der Hepp hat gedacht, jetzt ist sie tot, innerlich zumindest, aber der Piep hat weitergemacht, schneller als vorher, und der Papa Hepp hat die Hand von der Lydia genommen und gehalten, das macht man eigentlich nicht, aber der Hepp hat gedacht, soll der Gnom doch kommen, den beiße ich mit meinen Backsteinzähnen. Und wenn die Intensivmediziner neben all den Sonden und Messgeräten auch noch eine Tränensonde an die Lydia angeschlossen hätten, dann wäre es jetzt laut geworden, sehr laut auf der Intensivstation.

Eine Krankenschwester hat die Infusionsflaschen gewechselt, und sie hat ein bisschen gelächelt und der Lydia die Tränen abgewischt: „Das passiert oft, wenn die so tief schlafen." Aber sie hat nicht genau verstanden, ob das hier wirklich der Kinderpsychiater ist, weil Händchenhalten eigentlich Vater, aber sonst war ja niemand mehr da, also war das wahrscheinlich doch der Kinderpsychiater, wie das die Kollegen von der Nachtschicht übergeben haben. „Wollen Sie einen Kaffee? Sie sind doch der Kinderpsychiater, oder?"

„Dann haben meine Eltern oder, was weiß ich, mein Vater, der eine, dem Schnischni verboten, weiter Kontakt mit mir zu haben, und ich hab gedacht, wenn der so Scheiß erzählt, dann will ich eh keinen Kontakt mehr mit ihm haben."

„Hast du gefragt, woher der Schnischni ... der Karel das gewusst hat?"

„Klar."

„Und?"

„Er hat gesagt, er ist mal abends heimgegangen, und da ist mein So-ähnlich-wie-Vater und mein richtiger Vater, also die beiden sind zusammen vor der Garage gewesen und hätten gestritten, und da hat mein richtiger Vater geschrien: ›Es bin immer noch ich Lydias Vater!‹ Und dann hätten sie den Schnischni gesehen und kein Wort zu ihm gesagt. So hat das der Schnischni behauptet, aber Schnischni ist magisch, der hat auch einen sechsten Sinn, vielleicht hat er es einfach gespürt irgendwo."

„–"

„Mir ist voll schwindlig. Scheiße. Geht das wieder weg?"

„Klar."

„Voll scheiße."

Da hat der Hepp sich gefreut, und er hat Lydias Hand losgelassen, die er aus Versehen immer noch festgehalten hatte. „Gefreut", das verstehen Sie jetzt vielleicht nicht, und bevor Sie denken, das ist aber mal ein herzloser Kerl, pfui, der will Psychologe sein (Sie meinen natürlich „Psychiater"), erkläre ich das lieber, warum sich der Hepp freut, wenn die Lydia den Schwindel voll scheiße findet; weil wenn du als Psychiater bei einem am Bett sitzt, der sich ein paar Stunden vorher wegspülen wollte, wenn der dann sagt, aua, mein Popo tut weh vom Liegen, dann geht ihm das Leben wirklich wortwörtlich nicht mehr am Arsch vorbei, dann denkt der vielleicht sogar schon nach über ein Leben ohne Popoweh.

„Kannst du noch reden? Und magst du noch?"

Und da hat der Nicksensor „Pieppiep" gemacht.

„Wieso haben die mir das nicht gesagt, früher?"

„Hast du sie das mal gefragt?"

„›Das wäre nicht gut für dich gewesen‹, hat meine Mutter gesagt."

„Und? Hast du nachgefragt, was sie damit meint?"

„Ja, aber ich war dreizehn, und dann haben sie gesagt, später mal."

„Puh. Das muss furchtbar für dich gewesen sein, Lydia."

„Ich habs überhaupt nicht mehr ausgehalten, ich war megaenttäuscht und wütend, und dann hab ich Schnischni gedisst, voll fies, ich hab voll die Stimmung gegen ihn gemacht, und der hat jeden Tag in der Schule geheult und noch mehr gestottert, und dann ist er ja auch von der Schule runter und so ins Heim. Und dann hatte ich keinen mehr zum Stressen."

„Was hast du dann gemacht? Hast du mit deinen Eltern gestritten?"

„Ich war so wenig wie möglich daheim."

„Und stattdessen?"

„Draußen mit Freunden, Party, abends im Karlspark."

„Da hast du angefangen zu kiffen?"

„Mir ist total schwindlig. Scheiße."

„Sollen wir aufhören? Ich komme am Nachmittag wieder."

Und da ist der Nicksensor stumm geblieben.

Der Hepp hat ein bisschen an dem Automatenkaffee genippt, weil leider hatte die Intensivschwester zwar freundlich gefragt, ob er einen Kaffee will, aber dann halt Atemstillstand bei dem Motorradfahrer, den sie heute Nacht zusammengesammelt hatten, wichtiger als der Kaffee für den Kinderpsychiater. Der Hepp hat gewartet, weil könnte ja sein, dass die Lydia noch nachdenken muss und dass der Nicksensor noch losgeht. Aber der Nicksensor ist weiter stumm geblieben.

„Da hast du mit dem Kiffen angefangen?"

„Nicht nur, ich hab genommen, was ich bekommen konnte. Ich hab nie was bezahlt."

„?"

„Die Typen haben mir das immer geschenkt. Keine Ahnung, warum."

Meistens ist es ein Vorteil, wenn du als Jugendlicher gut aussiehst und clever bist und smart, beim Drogenkonsum auch, aber da weiß ich jetzt nicht, ob ich das jetzt echt für einen Vorteil halten soll. Aber wenn du dick und plump bist, dann kriegst du vom Händler vielleicht mal eine Mitleidsdosis geschenkt, aber nichts im Vergleich zu dem, wie die Lydia mit Hanfprodukten beschenkt und versorgt worden ist. Da hatte sie bald ein halbes Kilo Gras zusammen und war trotzdem noch ordentlich selber gedröhnt.

„Und wenn du daheim warst?"

„Ich war ja nie daheim."

„Na ja, manchmal ja wahrscheinlich schon?"

„Alle meine Eltern haben mich ganz freundlich behandelt, obwohl die voll mitbekommen haben, dass ich immer stoned war, und in der Schule gings runter, aber nicht so schlimm, und dann haben sie so getan, als würden sie es nicht merken, das war voll die Show."

„Aber gut für dich?"

„Nein, weil daheim, das war ... das war ...“

Da ging der Tränensensor wieder an, und dazwischen noch: „... das war dann noch viel schlimmer.“

„Noch viel schlimmer? Was meinst du damit, Lydia?“

„Mir ist sauschwindlig.“

Jetzt hat der Kilian eben doch recht gehabt, hat sich der Hepp gedacht, als er seinen Fiat an dem klobigen und übermüdeten Pförtner vorbeigefahren hat, und der Hepp hat ein bisschen triumphierend zu dem Pförtner hinaufgeschaut, weil Fiat ist so konstruiert, dass du halt immer ein bisschen hinaufschauen musst, quasi Turiner Demutshaltung, auch wenn du dem Pförtner die Kostenlos-Parkkarte für Konsilärzte abgibst. Aber dem Pförtner war das egal, weil erinnert hat er sich eh nicht mehr daran, wie sie heute Nacht gestritten haben, und jetzt ist gleich die Nachtschicht vorbei.

Es geht also doch nicht um Missbrauch oder Misshandlung, sondern um ein ganz verwirrendes Familienkonstrukt. Und da hat die Lydia sich überhaupt nicht mehr orientieren können und hat Nähe gesucht und sich auf meinen Schoß gesetzt, sozusagen ersatzweise.

Jetzt konnte er mal richtig geradeaus denken, weil der Weg von der Klinik nach Hause führte nicht über den Kreisverkehr. Manches Mal ist es gut, wenn man nicht durch fünf verschiedene Ausfahrten abgelenkt wird. Obwohl, gerade hier wäre es vielleicht ja sogar gut gewesen, der Hepp hätte noch ein paar mehr Ausfahrten gehabt – oder eventualiter dem Kilian richtig zugehört. Weil der Kilian hatte ja gesagt, vielleicht geht es halt um das eine und das andere gleichzeitig.

„Da draußen sind Hunderttausende Kinder, die ein Geheimnis mit sich herumschleppen. Und die gehen fast drauf dabei. Bei mir war mal eine Jugendliche in Therapie, die hat gekotzt, was nur möglich war. Die hat den Eltern die ganze Wohnung vollgekotzt, in

Blumenvasen, in den Schirmständer, in die Dusche und am Schluss in den Kühlschrank."

„Eklig, Paul."

„Ja, aber wenn man das nicht erzählt, dann bleibt es geheim, Caro."

Die Caroline hat so ein ganz klein wenig genickt, aber sie hat eigentlich nicht gewollt, dass der Hepp das sieht, weil sie hat befürchtet, dann erzählt er weiter.

Und der Hepp hat weitererzählt: „Und wenn man es nicht erzählt, passiert es trotzdem."

„Aber doch nicht mir! Was habt ihr mit ihr gemacht?"

„Wir haben sie in die Klinik aufgenommen, natürlich. Dort hat sie weitergekotzt, klar. Aber nicht mehr so eklig, überallhin. Nur noch ins Klo. Die Mutter hat die Tochter ganz schnell wieder aus der Klinik nehmen wollen."

„Und?"

„Ich meine, da muss man fragen, was das für eine Bedeutung hat, weißt du? Das ist doch ein Symbol, wenn die den Eltern ihre Kotze vor die Füße schmaddert. Damit sagt sie was."

„Bulimie?"

„Ja, aber das hilft einem nichts, Bulimie, du kannst es auch Halaparoxie oder Holladilliröh nennen, verstehst du? Ganz egal, wie das heißt. Bringt nichts. Wenn du sie behandeln willst, wenn du ihr wirklich helfen willst, dann musst du verstehen, was das bedeutet. Das nennt man Psychosomatik. Das heißt was, der Mutter in die Schuhe zu erbrechen."

„Du hast einen komischen Beruf, mein Hepp."

„Wir haben alle gedacht, okay, Bulimie, manchmal Missbrauch in der Vorgeschichte, vielleicht hat der Vater sich an ihr vergangen. Ich habe sie gefragt, nichts, die Mutter gefragt, keine Ahnung. Aber der Vater kam nie zum Gespräch. Geschäftlich verhindert, hat die Mutter immer gesagt. Ich habs geglaubt. Und weißt du, was war?"

„Noch schlimmer?“

„Anders schlimm. Ich hab das in der Zeitung gelesen und irgendwie gepeilt, dass das ein und derselbe Mann sein muss: Der Vater saß in Untersuchungshaft, weil er als Schlafwagenschaffner zwei Mädchen schwarz mitgenommen hatte, die ausgerissen waren, aber dafür hat er sie ...“

„Komm, hör auf. Das ist – ich weiß nicht, das ist – das ist, ich will das nicht hören.“

„Okay, du hast recht. Aber verstehst du, alle wissen es, alle müssen die Klappe halten. Die ganze Familie. Die Tochter hats nicht ausgehalten, die musste das rauskotzen. Wer weiß, wenn einer seine Finger so wenig bei sich lassen kann, ob nicht die Tochter selber auch Opfer geworden ist. Jedenfalls, die musste sich an den Eltern rächen, die musste raus aus dieser Welt, die musste Alarm schlagen.“

„Und ist das immer so bei den Essstörungen? Weißt du, ist das immer mit Missbrauch?“

„Um Gottes willen, nein, aber eben manchmal, und woher sollen wir wissen, bei wem das so ist? Na ja.“

„Wieso erzählst du mir das?“

„Weiß nicht. Oder doch: Ich hab jetzt wieder die Jugendliche, die mir damals auf den Schoß gehockt ist, weißt du noch?“

„O Gott, mein Hepp, echt? Das, was in der Zeitung war? Musst du dir die Finger verbrennen?“

„Nein, aber ich glaube, ich beginne jetzt zu verstehen.“

16

Die Frau Polizeipräsident hat nervös mit den Füßen getrippelt wie so eine Wüstenrennmaus bei Gefahr, als müsste sie alle warnen, Achtung, der Doktor Hepp kommt. Dabei war das hier gar kein Heimspiel für den Hepp, weil er hatte empfohlen, dass Lydia zunächst einmal von der Intensivstation auf die geschlossene Jugendstation verlegt wird, und natürlich war für Lydia damit klar, kein Wort mehr mit dem Vollopferhepp. Geschlossene – gehts noch?

Da hat der Hepp plötzlich viel Zeit gehabt, und er hat die Frau Polizeipräsident eingeladen oder mit ihr ausgemacht, dass man sich auf der Station treffen sollte, um mal Bestandsaufnahme zu machen, was eigentlich los ist. Und jetzt war die Frau Polizeipräsident ja eigentlich eher als Gnomenfrau hier, sie sah auch ganz anders aus, weil das ist schon beachtlich, wie manche Frauen eine Metamorphose durchmachen, wenn sie mit einem Polizeipräsident verheiratet werden, und was passiert, wenn sie dann plötzlich eine Gnomenfrau werden, weil der Herr Polizeipräsident nicht mehr da ist, sondern mit seiner Mutter aufgebrochen ist zu einer längeren Reise nach Fernost, Thailand, Altersheime anschauen für die Mutter, wegen Demenz.

Die Dorothea vom Großen Kurfürsten Friedrich Wilhelm von Brandenburg zum Beispiel außerordentlich hässlich, also da hilft kein Schönreden, und wenn die Maler damals ja auch noch gelogen und geschönt haben, weil sie klarerweise auch nicht wollten, dass ihnen der Herr Kurfürst persönlich die Hände abhacken lässt, dann mag man sich nicht vorstellen, wie das im Originalzustand dahergekommen ist, da möchtest du als Maler lieber doch wieder Stillleben malen oder noch besser römische Ruinen, weil da weißt du, dass du diese Ruinen im Gegensatz zu den kurfürstlichen Ruinen so malen darfst, wie sie aussehen. Aber halt bemerkenswert doch, dass neben ihrem Gemahl, dem Herrn Kurfürst, durchaus stattlich und adrett, vielleicht nicht besonders flott, aber schon so, dass man denkt, der Kurfürst selber ist fast noch hässlicher als sie.

Die Frau Polizeignom war aber eigentlich schon sehr hübsch, weil von ihrem Vater konnte die Lydia das ja auch nicht haben, nur halt anders, bescheidener hübsch mit Gnom an der Seite als mit Polizeipräsident.

Die Kinder von der Dorothea und vom Friedrich Wilhelm sind übrigens auch bildhübsch gewesen, aber da weiß man ja auch nicht so genau, wer damals wem was in den Schoß gelegt hat und was dann überhaupt schließlich in der Wiege gelandet ist. Vielleicht hat da ja sogar der Maler seine Finger im Spiel gehabt, so oder so. So was war jedenfalls schon damals manchmal kompliziert. Der Hepp war ja selber auch froh, dass sich die Ähnlichkeit seiner Kinder mit ihrem Vater mit der Pubertät rausgewachsen hat, und die Lydia konnte froh sein, dass sich ihre Ähnlichkeit mit der Mutter gerade nicht herausgewachsen hat. Manche haben Glück. Aber es geht ja um etwas anderes, auch wenn es nicht schadet, wenn man sich mal mit dem Herauswachsen befasst.

Wenn man als Frau zum Psychiater geht und schwierige Themen hat, dann kann man sich vorher überlegen, ob man die wasserfeste Wimperntusche draufmacht oder extra die nicht wasserfeste, damit der Psychiater es auch nicht übersehen kann, weil man schon nach zwei Psychiaterfragen aussieht wie eine Kreuzung aus Panda und Waschbär. Jetzt bei der Mutter von der Lydia hat es dem Hepp wirklich leidgetan, weil das Zeug fuhr im ganzen Gesicht rum, da hat dann die hübsche Frau fast schon ein bisschen ausgesehen wie das Originalmodell vom Hofmaler von Dorothea. Oder eigentlich fast schon wie seine Farbpalette.

„Wir haben das alles falsch gemacht, Herr Doktor, aber wir haben doch nicht gewusst, wie man das macht, und Lydias Vater ist Jurist, er hat gesagt, es wäre so das Beste."

„Mhm."

„Aber das war falsch, nur wenn ich zu meinem Mann etwas gesagt habe, dann hat er immer gesagt, denk an unsere Karriere. Mein Mann hatte sich gerade vom Gesundheitsministerium weg beworben, weil die Stelle im Polizeipräsidium frei geworden war – ein Polizeipräsident mit einem Kuckuckskind, der wird nicht ernst genommen, die Presse wird sagen, wie kann man sich sicher fühlen, wenn der oberste Polizist nicht einmal merkt, dass seine Frau ihm eine fremde Brut unterjubelt? Da habe ich nichts zu erwidern gehabt."

„War es denn so?"

„Wie?"

„Na, war es eine Kuckucksbrut?"

„Selbstverständlich."

„Gut. Es hätte ja auch ein bewusster Entscheid gewesen sein können. Warum auch immer."

„–"

„Wissen Sie, das gibt es."

„–"

„Ich glaube, das ist gar nicht so selten."

„Es war ... es war ein bewusster Entscheid. Sie haben recht, Herr Doktor. Oder wir haben es drauf ankommen lassen."

„–"

„Ich muss Ihnen etwas sagen, was Sie bisher nicht wussten: Wir haben einen behinderten Sohn, Benni. Er lebt im Heim."

Jetzt wieder: Nicht „Ich weiß" sagen, sondern „Mhm".

„Wir wollten unbedingt zwei Kinder, ich, aber mein Mann war dagegen, eine Beratung in Anspruch zu nehmen, er hat gesagt, das ergibt dann Zahlen, was sollen wir mit diesen anfangen? Fünfundzwanzig Prozent Risiko, fünfzehn Prozent Risiko – was hilft uns das? Und dann wurde ich schwanger, das war nicht geplant, aber wir führten eine offene Beziehung, und Wolf war ein guter Freund von uns beiden, also ich wusste nicht, von wem, da bin ich mit Benni nach Österreich in die Ferien und hab dort eine Amniozentese gemacht."

„Sie haben das Fruchtwasser untersuchen lassen."

„Ja. Wissen Sie, ich hatte solche Angst, dass ich wieder ein behindertes Kind bekommen würde."

„Das kann ich verstehen. Was hat denn Ihr Mann dazu gesagt?"

„Mein Mann? Nein, ich habe das heimlich gemacht. Mein Mann wäre mit einer Untersuchung nie einverstanden gewesen."

„Und?"

„Es war alles in Ordnung. Ich war glücklich."

„Und sicher sehr erleichtert. Hat Ihr Mann das dann erfahren?"

„Ja, ich habe ihm das dann gesagt und Wolf auch; wir waren uns schnell einig, Wolf hat nichts mit dem Kind zu tun, keine Verpflichtungen, Lydia ist das Kind von mir und meinem Mann, alles andere muss niemand wissen. Das haben wir unterschrieben, nur für uns drei. Und Lydia war gesund, wir waren so froh, ich."

Kilian, Claudia, Caroline, Affen? Wohin geht man da? Zu Norman, da kommst du als Hepp ganz schnell auf andere Gedanken, und sowieso das Terminkärtchen vom freundlichen Mädchen war ja immer vor der Kreditkarte im Geldbeutel, auch wenn der Hepp fand, diesen Ehrenplatz hat das elende, zwanghafte Terminkärtchen eigentlich nicht verdient, auch wenn es vom freundlichen Mädchen geschrieben worden ist, und auf dem i von Mittwoch war ein Kringel statt einem Punkt, und der Hepp hat noch gedacht, lernen die das jetzt so in der Grundschule? Oder in der Berufsschule?

Norman hat heute nur ein bisschen schleifen müssen und mit seinem Häkchen Zeug rauskratzen und dann mit so einer Drahtschlinge den Zahnhals runterschaben bis zum Zahnfleisch, so ein komisches knirschendes Papier zwischen die Zähne ziehen und ein bisschen mit dem Brummmonster dem Hepp seinen Schädel in Vibration versetzen. Da konnte der Hepp schon fast ganz entspannt auf Normans „Wie geht es dir? Was machst du?“ antworten, aber mit diesem Speichelzieher im Mund ist das mit der Artikulation immer auch ein bisschen Zufall, was rauskommt, wenn du zum Beispiel sagst „Schoß sitzen“, dann kommt da raus „Fohff fittfen“ oder „Schohsch schitschen“, je nachdem ob das freundliche i-Punkt-Mädchen gerade hinschaut oder ob sie dir mit dem Speichelzieher an der Gaumendecke hängt und die trockenlegt.

„Was ich da denken würde?“ Das war halt das Gute am Norman, der hat diese Artikulation immer verstanden, Übung, der Norman hatte einen dreimal größeren Wortschatz als der Hepp, aber nur, weil er für alle Wörter vier verschiedene Aussprachen gekannt hat. „Was ich da denken würde, Paul? Saugen.“

„Wie ›faugen‹?“

„Tschuldigung, nicht du, Paul. Häkchen. Kugelstopfer. Was ich da denken würde? Sexueller Missbrauch, oder?“

Man follte den Norman nicht unterfätfen, hat der Hepp gedacht.

Und: Daf hätte ich jetft doch faft vergeffen.

17

„Was soll ich hier? Ich bin kein Psycho!"

„Lydia, du hast versucht, dir das Leben zu nehmen, und um ein Haar wäre das schiefgegangen."

„Um ein Haar wäre es gut gegangen. Das ist Ihnen doch scheißegal. Sie wollen nur nicht schuldig sein."

Da sieht man halt, werden Sie sagen, das Narrativ ist elementar vom Kontext abhängig, aber seien wir ehrlich, wenn man sagen würde, der Hepp muss sich nicht wundern, dass die Lydia so patzig daherkommt, weil er hat sie ja auch in die Geschlossene gesteckt, wenn man das also sagen würde, dann wäre es genau das Gleiche mit dem Unterschied, dass es jetzt alle auch verstehen würden.

Also, heute wieder die Sache mit der schmutzabweisenden Psychiaterberufsbekleidung.

Wenn man da sagt „Nein, gewiss nicht", dann hat man schon halb verloren, weil man sich bereitwillig in die Verteidigungsposition begibt. Weil der Hepp diesen Spruch mit dem „Sie wollen nur nicht schuldig sein" aber schon etwa siebzigtausendmal genau so gehört hatte, war er darauf vorbereitet. Nicht besonders klug, aber verwirrend genug für die Jugendlichen, die ihm das an den Kopf geworfen haben: „Gut, das ist deine Meinung. Aber selbst wenn du dir das wünschen würdest, den Gefallen kann ich dir leider zum Glück nicht tun."

„Hä?"

„Egal" – und jetzt merken Sie gleich, dass der Hepp schon ganz geschickt war, weil nicht jeder Berg, den man vor sich sieht, muss überklettert werden, manchmal ist es ja besser, wenn man einfach um ihn rumläuft. Das ist jetzt so vielleicht ein bisschen theoretisch, also wie soll man das erklären? Wenn die Lydia sagt: „Das ist Ihnen doch scheißegal", dann hätte der Hepp darauf sagen können:

„Nein, stimmt nicht" und Lydia „Doch" und Hepp „Nein" und die Lydia „Doch", und so immer weiter, bis die Nachtschwester den Hepp heimgeschickt hätte. Aber jetzt hat der Hepp sagen können „Egal", und damit hat er ja auch gesagt, blödsinniges Thema, komm, wir reden über Wichtiges. Und die Lydia hat auch vergessen, dass sie ja gesagt hat, den Hepp interessiert das einen Scheiß, obwohl sie ja eigentlich genau das Gegenteil gehofft hat. Und gewusst hat sie es sowieso, dass sie dem Hepp nicht egal ist, aber das ist ein bisschen schwierig, das zuzugeben.

„Hast du das eigentlich deshalb gemacht?"

„Was weshalb?"

„Ja, den Selbstmordversuch wegen der Sache mit deinem Vater."

„Keine Ahnung. Nein."

„Sondern?"

„Keine Ahnung."

„Okay. Einfach so. Langeweile."

„Pff. Vielleicht."

Das ist halt mit den Jugendlichen manchmal kompliziert, weil wenn man sie mal enttäuscht hat, dann muss man meistens schon richtig arbeiten, um wieder so mit ihnen sprechen zu können wie normale Menschen.

„Oder aus Versehen Tabletten genommen, die rumlagen?"

„Genau."

„Oder ..."

„Genau."

„Ich spreche mal zu Ende, auch wenn das für dich unangenehm ist. Also: Oder weil es dir nach unserem Gespräch schlecht ging, sehr, sehr schlecht?"

„Genau."

„Nein!?"

„Doch. Echt jetzt."

„Sagst du mir, warum es dir so schlecht ging?"

„Nein."

„–"

„Es interessiert Sie eh einen Scheiß."

„Hm. Schwierig. Du scheinst ja nicht besonders davon überzeugt zu sein, dass es etwas bringt, mir das zu erzählen."

„Was soll es bringen? Es ist eh passiert. Und?"

„Lydia, es gibt etwas, das du mir erzählen müsstest ..." – ... nämlich die Sache mit den Filzmatten, hat der Hepp gedacht.

„Aber ich kann das nicht. Und es bringt nichts."

„Okay, da bist du nicht überzeugt. Ich sehe das anders. Nur, ich kann dich nicht überzeugen, dass es etwas bringt – im Moment jedenfalls nicht. Vielleicht später. Aber sag mir noch eins: Auf der Intensivstation hast du mir gesagt, daheim, das sei dann noch viel schlimmer gewesen. Was hast du damit denn gemeint?"

„Das ist doch dasselbe. Das ist es doch gerade."

18

Wieso eigentlich Thailand? Wenn jetzt schon ehemalige Polizeipräsidenten ihre dementen Eltern nach Asien exportieren, wer kann sich dann überhaupt noch hier ein Pflegeheim leisten? Und warum dann nicht Polen, dort gibt es Altenpflege auch günstig, und die Leute dort haben eine gewisse Erfahrung damit, wie es ist, wenn der Deutsche kommt. Obwohl, die Thailänderinnen ja auch, so gesehen, andere Erfahrungen, klar. Aber wieso ist der Herr Polizeipräsident mit seiner Mutter jetzt gerade abgereist? Ist ihm etwas zu heiß geworden?

Apropos zu heiß: Dem Hepp wurde es auch zu heiß, und zwar rasend schnell. Die Sanduhr war stehen geblieben, hat der Hepp gedacht, aber das ist so, dass die in den ersten fünf, acht Minuten viel schneller läuft als ab Minute zehn. Das ist nämlich ein lustiger Effekt, weil wir ja auch immer an der Supermarktkasse stehen, an der es mit Abstand am längsten dauert. Und zwar wenn wir an der prima superschnellsten Supermarktkasse stehen oder an der Normalkasse, dann prägt sich unser Gehirn das gar nicht so recht ein, dass es das Schicksal in den letzten neun Tagen immer sehr gut mit uns gemeint hat, aber kaum stehst du an der Kasse, an der sie vorne noch die alten Reichsmarkmünzen und die Euros aus den Rentnergeldbeuteln auseinandersortieren müssen, da speichert das Gehirn „ungerecht, eine Reichsmarkkasse" und das Gefühl, sowieso immer und überall vom Schicksal benachteiligt worden zu sein, tut seinen Senf dazu, und dann heißt es am Schluss: Ich stehe immer, immer, immer an der Reichsmarkkasse.

Das ist so, weil das Hirn halt Sachen lieber speichert, die mit extremen Gefühlen einhergehen, Angst zum Beispiel, oder bei Supermarktkassen Neid. Und bei den Minuten eins bis sieben, da schaust du gar nicht auf die Sanduhr, da fühlst du dich wohl, da kann es dir nicht lange genug dauern, meinetwegen auch gerne hundertvierzig statt neunzig Grad, aber ab der zehnten Minute, wenn du schon zum dritten Mal bis sechzig gezählt hast, da schaust du alle vier Sekunden zur Rettungssanduhr, und dann siehst du, wieder nix runtergerieselt, wie ungerecht, nur bei mir verklumpt dieser Scheißsand. Sag ich mir halt noch das Alphabet, aber dann muss die schrottige Kackuhr durch sein.

Der Massagestuhl war neu hier, und der Hepp hat sich gedacht, kann nicht schaden, bin eh so verspannt seit dem Gitterbett von Lydia, das waren ja doch vier krumme Stunden, und zwei Euro ist billig, und dann lag der Hepp da und hat das Gefühl gehabt, gleich kommt der Norman hinter dem Handtuchstapel hervor und sagt: „Ich muss nur kurz noch den Wurzelkanal aufbohren, Paul. Ketanest oder Relaxmassage?"

Und während die Stahlwalzen in der Relaxliege dem Hepp das Kreuz durchgebogen haben, hat der Hepp nicht gedacht: Wieso haut der Polizeipräsident gerade jetzt nach Thailand ab? Sondern nur: Warum fühlt es sich nicht nur so an wie im Kupferwalzwerk, sondern es ist auch ähnlich laut? Das ist ja schon eine Frage, ist dem Hepp in den Sinn gekommen, wie sich diese Leute über Wasser halten können, die solche Zahnarztstuhlwalzwerke verkaufen, weil jeder das ja nur einmal in seinem Leben macht, dann werden also in der Welt pro siebzig, achtzig Jahre höchstens sieben Milliarden Walzungen vorgenommen, das wären dann vierzehn Milliarden Euro, aber in Simbabwe kostet das Walzen im Wellnesscenter sicher nur zwanzig Cent, und der Vater von der Caroline hat sich sogar selber so einen Sessel gekauft und dort seinen ganzen Schützenverein einschließlich Ehefrauen gewalzt, das sind 38 Leute gewesen, also schon wieder 76 Euro weniger, dann sind es ähm 13 Milliarden, 999 Milli... – und da hat ein Signal geschrillt und angezeigt, dass jetzt Schluss Wellness ist, weil sonst hätte der Hepp das ja vielleicht nicht gemerkt, und jetzt war wirklich ein

Wellnesseffekt, weil der Hepp war richtig froh, dass das Geruckel endlich fertig ist.

Ohne Norman und ohne Kupferwalze sind solche Stühle jetzt aber schon bequem, hat der Hepp gemerkt, und da ist er einfach mal liegen geblieben und hat nachgedacht.

Lydias Ziehvater ist zwar Polizeipräsident, aber nicht ihr Vater.

Lydia hat etwas erlebt, einen Übergriff?

Lydias Ziehvater trennt sich von Lydias Mutter.

Lydias Ziehvater reist nach Thailand.

Lydias Ziehvater reist mit seiner Mutter.

Ich glaube, hat der Hepp gedacht, ich muss mehr über den Polizeipräsidenten herausbringen.

Da hat der Sessel wieder geschrillt, weil intelligenter Sessel, der hat gemerkt, dass jemand da kostenfrei Wellnessleistungen beanspruchen will, also umsonst bequem sitzen.

Der Hepp lag richtig, aber damit, was er dann erfahren hat, damit hat er nicht gerechnet, weil er hat ja etwas Wichtiges vergessen, vor lauter Geschrill.

19

Etwa fünfzig, sechzig Zuhörer waren gekommen, und der Hepp war froh, dass er nach dem Kupferwalzenstuhl noch bei seinem Friseur gewesen war, der hat ihm nämlich auch diese merkwürdigen Sprießhaarbüschel in beiden Ohren abgeflammt und das eine oder andere Nasenhaar erlegt. Würdevoll altern fängt bei den kleinen Dingen an. Zuhörer sind bei Vorträgen auch Zuschauer. Natürlich hat man das von hinten nicht gesehen, und der Hepp hat ja eigentlich gewusst, dass die Leute eher wegen dem kommen, was er zu sagen hat, als wegen „sexiest psychiatrist alive“, aber fürs eigene Wohlbefinden macht das schon einen Unterschied, ob man mit oder ohne Nasenhaar auf der Bühne steht, noch dazu, wenn man keinen gut sitzenden Anzug hat, weil Anzug macht manchen anderen optischen Defekt wett, siehe Kurfürst.

„Ich freue mich, dass es uns gelungen ist, mit Herrn Doktor Hepp, Oberarzt an der Kinder- und Jugendpsychiatrischen Klinik, einen ausgewiesenen Experten für diesen Abendvortrag zu gewinnen. Herr Doktor Hepp, besten Dank für Ihre Bereitschaft, uns Ihr Wissen zur Verfügung zu stellen. Wir freuen uns auf Ihre sicher anregenden Ausführungen.“

Wie der Hepp die Worte „ausgewiesener Experte“, „anregende Ausführungen“ und vor allem „Bereitschaft“ gehört hat, hat er ein bisschen die Faust in der Hosentasche machen müssen, weil das war jetzt halt nicht direkt sein Steckenpferdchen, „Einnässen, Einkoten und Schulsport“, aber als der Professor Keller die Anfrage in die Oberarztrunde gegeben hat, war der Hepp leider wieder mal ein paar Minuten zu spät gekommen, wegen Fiat (und wegen zu spät losfahren), und da war der Vortrag schon vergeben. An ihn nämlich. Da hat er der Caroline gesagt: „Leider wird das nichts mit dem Wochenende in den Bergen, der Keller, der blöde Hund, hat wortwörtlich einen Scheißvortrag an mich abgedrückt, wahrscheinlich weil ich zu spät gekommen bin, jetzt muss ich da am Wochenende ein paar Folien zusammenstellen." Und da hat die Caro gesagt: „Tja, wer zu spät kommt ...", und wenn Sie das erste Heppbuch gelesen haben, dann müssen Sie jetzt ein bisschen schmunzeln, und die anderen sollten es vielleicht bei Gelegenheit mal nachlesen, ist aber nicht wichtig.

Die Caroline ist dann alleine in die Berge gefahren, und weil sie schon ein Doppelzimmer gemietet hatten, hat sie noch „eine Kollegin" mitgenommen, aber eigentlich eher einen Kollegen, nur wenn das der Hepp erfahren hätte, hätte er das Doppelzimmer vielleicht nicht gezahlt, deshalb besser „eine Kollegin". Man muss die Dinge nicht neurotischer zelebrieren, als sie eh schon daherkommen.

Die hundert, hundertzwanzig Ohren waren ganz dem Hepp zugewandt, und das hat ihm schon Spaß gemacht, ganz ehrlich, auch wenn das Thema nicht seines war, aber er hat ja nach so vielen Jahren eigentlich zu allem etwas zu sagen gehabt, und der Hepp ist richtig in Fahrt gekommen, vielleicht auch, weil er gesehen hat, dass in der dritten Reihe die Claudia sitzt, und dann ist ein solcher Vortrag natürlich auch ein bisschen Leistungsschau, weil Hepp: Fiat, Psychiater, Ohrensprießhaare, aber dafür klug daherreden, das konnte er. Der Hepp hat gerade erklärt, was das Einnässen aus psychoanalytischer Sicht mit vorpubertärer Sexualfantasie zu tun hat, grob gesagt nämlich denkt das Kind, beim Geschlechtsakt der Eltern urinieren diese, und deshalb uriniert das Kind auch, bis es selber geschlechtlich aktiv werden kann, aber das ist jetzt wirklich ganz vereinfacht, nicht dass Sie das Ihren Kollegen im Büro so weitererzählen, jedenfalls hat der Hepp das gerade beschrieben, und die Claudia hat einen unverschämten Mund gemacht, extra. Da war der Hepp schon ein bisschen stimuliert, und da ging in seiner Hose wirklich die Post ab. Weil er hatte sein Handy stummgestellt mit Extravibration, und jetzt

Nachricht von der Klinik wegen Lydia, aber durch die Cordhose siehst du das ja nicht, aber du fühlst es.

Obwohl, hätte auch sein können „Kannst du auf dem Heimweg noch zwei Liter Milch mitbringen?“ oder „Sie können Ihren Wagen abholen“. Aber um die Zeit? Und wenn du es nicht weißt, dann fühlt sich eh alles nach „Herr Doktor Hepp, ich muss Ihnen etwas Schlimmes mitteilen“ an. Da soll sich einer noch auf die einkotenden Sportschüler konzentrieren. Vortragspsychiater ist auch ein komischer Beruf.

Der Hepp hat die Cremenougatpralinen (für Caroline) und den Weißwein (für Kilian) zur Seite gestellt. Normalerweise hätte er jetzt ein bisschen psychoanalytisch schmunzeln müssen, dass man ihm nach einem Vortrag über Einkoten und Einnässen Cremenougatpralinen und Weißwein schenkt, da hat das böse Unbewusste die Veranstalter wohl ein wenig necken wollen, aber gut, Psychiater denken manchmal ja auch wirklich einen Scheiß. Und der Hepp hat das ja heute gar nicht gedacht, weil Handy wichtiger, und da hat er gesehen, dass das Institut für Rechtsmedizin angerufen hat, aber er hat es halt schon wieder falsch gesehen vor lauter Angst, oder vielleicht hatte er wirklich etwas verkehrt eingestellt bei seinem Handy, kann sein. Unbekannter Teilnehmer – irgendwann muss ich das mal alles abspeichern, wenn es nicht so kompliziert wäre.

Lydia hatte anrufen lassen, tatsächlich. Sie müsse ihm jetzt unbedingt etwas sagen, ganz wichtig, hat ihm die Krankenschwester mitgeteilt. Im Hepp drin jetzt: Will nicht, soll ich, sollte ich besser nicht, will. Das konnte natürlich die Krankenschwester auch nicht so schnell auflösen, weil für diese Fragen brauchen manche siebzig Stunden Therapie, das geht nicht mal schnell am Telefon.

„Soll ich sie Ihnen mal geben?“, hat sie gefragt, und da hat der Hepp gesagt: „Ja, bitte“, und dann raschelraschel, schon war die

Lydia dran, weil sie hatte danebengesessen, für den Hepp so ein Zeichen, dass es ihr nicht gut geht, Nähe suchen bei der Pflegerin, oder die Pflegerin will sie nicht aus den Augen lassen, jedenfalls wäre der Hepp froh gewesen, wenn es länger gedauert hätte.

„Hallo?"

„Ja, Lydia?"

„Hallo."

„Was gibt es denn?"

„Keine Ahnung."

„Keine Ahnung? Aber die Klinik sollte mich einfach mal so am späten Abend anrufen?"

„Nein, schon nicht."

„Also?"

„Keine Ahnung, ich hab heute mit der Kerstin gesprochen."

„Kerstin ist die Krankenschwester?"

„Ja."

„Und?"

„Und da hab ich was erzählt, keine Ahnung. Wie soll ich das sagen?"

„Hm. Magst du es mir überhaupt sagen?"

„Nein."

„Gut. Was soll ich tun?"

„Doch, ich muss es Ihnen schon erzählen, weil vielleicht ist es ja wichtig. Ach, keine Ahnung."

Je mehr „keine Ahnung", umso mehr Ahnung, hat der Hepp gedacht, und umso mehr Angst. Da geht es um etwas sehr Wichtiges. Aber jetzt, 22 Uhr? Ist das nicht etwas, was bis morgen Zeit hat? Ist es nicht vielleicht sogar besser, das erst morgen zu besprechen? Nicht alles, was als Notfall daherkommt, ist schließlich ein Notfall, auch wenn es für die Leute, die anrufen, immer ein Notfall ist.

Für den Hepp war das hier nicht so schwierig zu entscheiden, Notfall oder nicht Notfall, weil die Lydia war an einem sicheren Ort, auch wenn natürlich Jugendliche immer wieder von der Klinik abhauen, aber Kerstin gute Vertrauensperson, Termin mit dem Hepp in Aussicht, Orangenblütentee zum Einschlafen und solche Sachen, da kannst du dann schon mal einen Notfall zum Halbnotfall degradieren, ohne dass sie dir gleich die Approbation entziehen. Und vor dem Gnom hatte der Hepp sowieso keine rechte Furcht mehr. Aber nicht weil er gedacht hat, gegen den habe ich was in der Hand, weil das war schon nicht die Art, wie der Hepp gedacht hat, so denken vielleicht Erpresser. Oder Juristen.

Es ist schon praktisch, wenn man auch eine Idee davon hat, wie man suggestiv mit den Patienten spricht, so jedenfalls, dass sie selber nachher überzeugt sind, dass es besser für alle ist, jetzt erst mal ins Bett zu gehen, vielleicht noch etwas zum Schlafen zu nehmen und morgen in mehr Ruhe darüber zu reden. Die Lydia fand das schließlich selbst auch besser, und das, obwohl sie ja nicht gesehen hat, dass die Claudia keine fünf Schritte vom Hepp entfernt stand und immer noch diesen Mund gemacht hat oder schon wieder.

20

„Wer?"

„Mein Vater. Also mein So-ähnlich-wie-Vater."

„–"

„Ich habe ihn gehasst. Aber ich hatte doch keine Ahnung. Ich hatte keine Ahnung."

„Du hattest keine Ahnung ..."

„Ja, weiß doch auch nicht. Keine Ahnung, was normal ist."

„Und deshalb hattest du auch keine Ahnung, ob dein Hass normal ist?"

„Irgendwie so."

„Und hat er noch mehr gemacht?"

„Was meinen Sie?"

„Ich meine, hat er dich auch berührt?"

„Zweimal."

„Zweimal."

„Oder dreimal, keine Ahnung. Das erste Mal ziemlich am Anfang, da war ich – keine Ahnung – da war ich vielleicht zehn."

„Was hat er getan?"

„Muss ich das sagen?"

„Überhaupt nicht, Lydia. Magst du eine Pause machen? Magst du aufhören?"

„Wenn ich es jetzt nicht erzähle, dann erzähle ich es nie mehr."

„Ich verstehe, was du meinst."

„Keine Ahnung, ich habe ihn verflucht, weil ich habe schon immer gedacht, das ist nicht okay."

„Und deine Mutter?"

„Pfff."

„Was meinst du mit ›pfff‹?"

„Die war die ganze Zeit depri und hat so Beruhigungszeug eingeworfen."

„Aber wie hat sie reagiert, als sie es erfahren hat?"

„Nein, die weiß es bis heute nicht."

„Du hast nie mit ihr gesprochen?"

„Versucht schon, ich hab ihr gesagt – oder ich hab sie gefragt, ob es denn normal ist, wenn ein Papa seine Kinder filmt, nackt."

„Und?"

„Je nachdem, hat sie gesagt, aber meistens ist es normal. Klar. Und dann hat sie ihr Buch weitergelesen. Oder auf die Wand gestarrt, keine Ahnung."

„Und du?"

„Da hab ich dann gedacht, okay, wenn Mama das sagt, dann bin wohl ich falsch."

„Das hast du gedacht?"

„Was sonst. Ich hab mit niemandem darüber geredet. Einmal mit Oma noch in Österreich, und Oma hat gesagt, ich soll mit diesen schweinischen Gedanken aufhören, so jemanden wie mich können sie im Himmel nicht brauchen."

„Herrje ..."

„Ja, und ich soll lieber mit ihr Apfelkuchen backen. Echt. Und da habe ich Apfelkuchen gebacken mit ihr."

„Du warst ganz allein ..."

„Ich hab mit Benni darüber geredet."

„Du hast mit deinem Bruder darüber geredet? Ich dachte, er sei behindert?"

„Ja und? Er hat mir zugehört und hat mich am Arm angefasst, immer so am Arm, so ..."

„Das hat dir gutgetan ..."

„Keine Ahnung. Bisschen. Aber kaum waren wir wieder daheim, hat er wieder angefangen. Ich habe gesagt, ich will das nicht, aber er hat mir immer Extrageld gegeben, er hat gesagt, das ist für so Kunstfilme für Kunststudenten, die müssen das lernen, und er bekommt auch Geld dafür, und das gibt er mir weiter, alles, hat er gesagt."

„Hast du ihm das geglaubt mit den Kunstfilmen?"

„–"

„Das magst du nicht beantworten?"

„Doch, aber ich muss nachdenken. Ich hab es ihm glaub schon geglaubt. Ich hab es glauben wollen."

„Wieso das?"

„Dann war es weniger schlimm, keine Ahnung, irgendwie so."

„Das ist furchtbar, was du mir da erzählst, Lydia. Es muss eine jahrelange Qual für dich gewesen sein. Und vor allem: Du hast nie Gewissheit gehabt, ob das ›normal‹ ist oder nicht."

„Doch, eigentlich schon. Ich habs ja gewusst, normal ist das nicht. Aber dann auch wieder nicht."

„War er denn immer alleine – oder waren auch andere dabei?"

„Nein, nie. Das hat er immer gemacht, wenn wir alleine waren, wenn meine Mutter in der Therapie war oder bei ihrem Malkurs oder so."

„Und hat dein ... ich meine, hat er auch versucht – hat er auch versucht, mit dir ..."

„... mit mir zu schlafen. Weiß nicht, ob man das so nennen kann. Es war jedenfalls ... eklig. Ja, eklig. Ich kann das nicht genau beschreiben. Er hat so rumgemacht halt, vielleicht ist das so ein Versuch gewesen oder sind das so Versuche gewesen, ich weiß doch auch nicht."

„Da hast du dann gewusst, normal ist das nicht, vermute ich."

„Ja, eh. Längst. Das war, als er mir auch das Gras mitgebracht hat."

„Wie?"

„Das hab ich Ihnen damals doch erzählt. Mein Vater hat mir das Gras mitgebracht, wegen unseren Filmen, hat er gesagt, damit ich es niemandem erzähle."

„Das, Lydia, das ist unglaublich."

„Ja, Sie haben mir das damals auch nicht geglaubt, dass das Gras von ihm kam. Es stimmt aber."

„Doch, ich habe dir das schon geglaubt, aber ..."

„... aber nicht richtig. Sie haben so komisch geschaut, damals, als ich das erzählt habe, und da habe ich gedacht, der glaubt das total nicht. Egal."

„O je, Lydia. Und dann?"

„Ich hab damals gedacht, wenn dir das nicht mal der Doktor glaubt, dann brauchst du es niemandem zu erzählen. Gar niemandem."

„Lydia, das tut mir leid. Das tut mir unendlich leid. Ich weiß gar nicht, wie ich ..."

„Egal, glauben Sie es halt einfach jetzt. Bitte."

„Wenn du es niemandem erzählt hast, dann wahrscheinlich auch nicht deinem Freund, Schni ... Karel?"

„Um Gottes willen, nein. Der hätte ja kein einziges Wort mehr herausgebracht. Der hat es aber glaub trotzdem gemerkt, aber ich hab kein Wort darüber geredet mit ihm."

„Und wann hat das alles aufgehört, Lydia?"

„Dass er das mit mir gemacht hat?"

„Ja."

„Ich glaube, das war, als meine Eltern alle bei Ihnen und dem Professor gewesen waren."

„Das ging so lange?"

„Glauben Sie mir das etwa auch nicht?"

„Lydia, selbstverständlich glaube ich dir das. Ich versuche das nur gerade für mich einzuordnen. Kannst du dir das denn erklären, warum es dann aufhörte?"

„Ich weiß nicht, ich hab gedacht, vielleicht hat der Professor ihm gesagt, dass er das nicht mehr machen darf."

Das, was zu alldem für den Hepp besonders furchtbar war, das ist ihm erst im Auto aufgefallen, und da hätte der Hepp seinen Fiat am liebsten direkt zum Verschrotten gefahren, direkt in die Presse, die so einen Würfel aus deinem Fiat macht, aber er wäre natürlich darin sitzen geblieben, der Hepp, Hepp im Würfel, sozusagen im Schamwürfel, weil schlimmer als schlimm. Das ist so, wie wenn du der Feuerwehrmann bist, und sie rufen dich, weil es brennt, und du kommst mit deinem Löschfahrzeug, aber du spritzt total in die falsche Richtung.

Weil wenn der Hepp das richtig verstanden hatte, dann ist das ja einfach weitergegangen, da war die Lydia schon lange beim Hepp in der Therapie, stundenlang. Und aufgehört hat es erst, als auch die Therapie aufgehört hat. Da hockt dir eine Jugendliche auf den Schoß, sie erzählt dir, dass ihr Vater sie mit Cannabis versorgt, und du Trottel lässt das einfach alles von dem Gnom und vom Polizeipräsident und vom Keller wegregulieren und lässt die Jugendliche allein.

So etwas gibt es, natürlich gibt es so etwas. Auch die Internisten übersehen gerne mal einen Krebs, und dann stirbt der Patient hoffentlich aus Trotz gerade nicht, dann kann er es nämlich in der „Welt der Frau" bringen: „Ärzte übersahen meinen Tumor – ich lebe trotzdem". Selbstverständlich gibt es so etwas auch in der Psychotherapie, aber genauso selbstverständlich ist das elend, und genauso selbstverständlich fühlst du dich dann als Hepp absolut nutzlos und vielleicht sogar schädlich, weil du wärst doch der einzige Erwachsene, der etwas hätte merken können und müssen. Und hat nicht die Lydia gesagt, wenn schon der Doktor es nicht glaubt, wer soll es denn dann überhaupt glauben?

Jetzt der Internist, der hat einen guten Rechtsanwalt, der boxt ihn da ohne jedes Problem aus der Tumorsache raus. Aber beim Kinderpsychiater hilft auch kein Rechtsanwalt, weil niemand macht dir einen Vorwurf, nach außen hin zumindest, niemand zieht dich vor Gericht, sondern deine Strafe musst du dir selber zurechtlegen.

Der Hepp saß in seinem Fiat, und der Motor knatterte komisch. Mein lieber Fiat, hat der Hepp gedacht, du hast ein Vergaserproblem. Und ich, ich habe ein Versagerproblem.

Der Hepp hat natürlich gewusst, dass sein Federbein erledigt ist, aber es ist ja immer die Frage, ob es das bringt, das richten zu lassen oder nicht. Wenn man es richten lässt, gut, dann geht es noch mal ein paar Jahre flüssiger, beweglicher, natürlich auch auf eine Art schmerzfreier, aber das kann ja nicht jeder, und manchmal ist es nachher sogar schlimmer als vorher. Das ist ja bei den Sachen mit der Wirbelsäule auch so, die einen laufen krumm, weil sie es nicht richten lassen, die anderen, weil sie es haben richten lassen.

Deshalb hat der Hepp das auch immer wieder verschoben. Wie bei all diesen Fragen sagen ja die einen so, die anderen das Gegenteil, und wenn man nicht gerade selber Fachmann ist – und das ist der Hepp als Kinderpsychiater ja wirklich nicht gewesen –, dann muss man es halt so machen, wie man es für richtig hält. Klar hat ihm seine Werkstatt dringend geraten, das reparieren zu lassen, aber die wollen halt auch ihr Geld verdienen.

Heute war die Fahrt jedenfalls unerträglich hart und ruckelig, und das lag wahrscheinlich nicht am Federbein, sondern daran, dass der Hepp sensibilisiert war bis in die Haarspitzen, der ganze Hepp ein einziger Riesenrezeptor für alle Sinneseindrücke, bis in die letzte Merkel-Zelle elektrisiert, und wenn Sie jetzt nicht genau wissen, was eine Merkel-Zelle ist, die bildet mit der Nervenendigung die Merkel-Scheibe. Genauer erklärt einem so was der Arzt auch nicht, höchstens wenn man einen guten Arzt und ein Merkelzellkarzinom hat. Wahrscheinlich nicht mal dann.

Und wenn neben dir auf dem Beifahrersitz die dicke Frau Schuld und hinten im Kofferraum dein zentnerschweres Versagergepäck, dann könnten dich vier stämmige Sklaven in der Sänfte tragen, es würde sich anfühlen wie Pferdefuhrwerk auf Kopfsteinpflaster.

Als Psychiater hatte der Hepp schon viel erlebt und gehört. Zwei, drei Jahre in der geschlossenen Erwachsenenpsychiatrie, und du kannst im Buchladen die Regale mit Kriminalliteratur, Fantasy, Horror und Science-Fiction für dich alle mit „Erstes Lesealter" überschreiben. Der Mann, der seiner Frau ihre Lieblingskatze zum Abendessen kocht; die manische Patientin, die im Isolationszimmer jeden Gast mit einer Ladung Kot bewirft; der paranoid-psychotische junge Mann, der sagt, er sei das Inferno, und der zumindest für den Ficus benjamina auf dem Stationsflur auch wirklich das Inferno ist, ein veritabler Ficus-Fighter, weil er die arme Grünpflanze in der Nacht komplett entlaubt und alle Blätter einzeln nummeriert, überzeugt, dass er durch diese Bußtat dem Strafgericht der Polydonen entgeht, und da spielt es keine Rolle, dass es ja eigentlich gar keine Polydonen gibt; der Demente, der nachts in die Betten der Mitpatienten klettert und dort einnässt, wenns denn dabei bleibt.

Das alles konnte sich der Hepp gut vom Leib halten. Das war die Welt der anderen, und er hat seine Funktion ein bisschen wie die eines Reiseleiters gesehen, dessen einzige Aufgabe darin besteht, die verirrten Reisenden wieder zurück nach Hause zu bringen, im besten Fall mit intakten Federbeinlagern, manchmal aber halt auch ruckelig und holpernd.

Bei Kindern und Jugendlichen mit solchen Geschichten wie die von der Lydia, da war der Hepp immer wieder geschüttelt vor Ekel, Mitleid, Wut und lauter solchen Gefühlen, einmal ganz unabhängig davon, ob er selbst mitschuldig war oder nicht. Der Hepp jedenfalls hat damals, als er von der Erwachsenenpsychiatrie in die Kinderpsychiatrie gewechselt hatte, schnell gemerkt, die Geschichten greifen einen anders an, das ging ihm näher, und vielleicht hatte er ja daran erst gemerkt, dass er an der richtigen Stelle angekommen war.

Der Caroline hatte er das damals so erklärt: „Wenn du den Mann, der in seiner Plastiktüte weggeworfene Essensreste aus den

Mülleimern der Fußgängerzone sammelt und sie dann abends in Einmachgläser stopft, wieder zur Würde zurückbegleitest, dann kannst du dich gut als Heimwegbegleiter verstehen. Aber was, wenn das Kind, das sie irgendwo im Missbrauchsland ausgesetzt haben, gar nicht mehr in eine Heimat begleitet werden kann, weil es die nicht mehr gibt? Und zwar weder im Außen noch im Innen? Wenn du eine ganz neue Heimat mit aufbauen musst, falls das überhaupt gelingt? Ich glaube, das ist etwas, was einen noch ganz anders fordert, jenseits von allem medizinischen oder psychologischen Wissen. Das ist deswegen nicht besser oder edler, weißt du, Caro, aber für mich ist das vielleicht irgendwie vollständiger, weiter." Genauer hat er es der Caroline nicht erklären können, aber sie hat es auch so verstanden.

Was manche Kinder aushalten müssen, hat der Hepp gedacht, und wahrscheinlich ist er absichtlich so schnell durch die Schlaglöcher gebrettert, damit er es nicht so gefedert bequem hat, aber gut, Fiat ist ja schon auch ein bisschen Bußtat, da bekommst du beim Strafgericht der Polydonen jedenfalls Strafminderung, weil du einen guten Teil der Strafe bereits mit deinem Italiener abgehoppelt hast.

Und der Hepp hatte wirklich schon viel abgehoppelt. Weil das Ärgerlichste am Fiat ist ja nicht, dass er rostet und kaputt geht, sondern dass er rostet und nicht kaputt geht und du ihn also weiterfahren musst. Der Hepp hatte allein schon im Kreisverkehr etwa zwanzigtausend Kilometer abgehoppelt, weil gut, Kreisverkehr einerseits prima zum Nachdenken und noch besser zum Sich-nicht-Entscheiden, und das hat der Hepp beides sehr gerne gemacht, andererseits aber auch prima zum Lenksystem vom Fiat ruinieren, weil immer nur links einschlagen, da müsste die Fiat-Lenkung eigentlich in die Knie gehen. Geht sie aber nicht. Das haben sie bis heute nicht erforscht, warum die Fiat-Lenkung so stabil ist; eigentlich widersinnig, weil wenn in Italien etwas rund ist, dann vielleicht die Pizza, und die Spaghetti sind auch rund, aber sicher nicht die Straße, weil Verkehr in Italien nie rund, und selbst wenn, dann fährt dort doch sowieso jeder so rum, wie er gerade will. Also links blinken, rechts abbiegen. Oder überhaupt am liebsten immer geradeaus fahren. Für Italien haben sie die Lenksysteme also nicht so stabil gemacht.

Dem Hepp hätte das durchaus gefallen, wenn sein Fiat einmal im Kreisverkehr stehen geblieben wäre, weil dann wäre er den Fluch los gewesen und hätte sich ein richtiges Auto gekauft. Lancia zum Beispiel. Aber nein, der Fiat hält einfach viel zu viel aus. Und das hat er mit den Kindern gemeinsam. Nur haben Kinder noch weniger Chancen, einfach den Geist aufzugeben, als so ein Fiat. Weil wenn du als Kind den Geist aufgibst, tun sie dich zur Heileurythmie, zum Kinesiologen, ins Fernsehen zur Supernanny oder vor die Playstation. (Manche tun sie auch zum Kinderpsychiater, und da war der Hepp überzeugt, das sind die Kinder, die im ganzen Unglück vielleicht doch noch ein bisschen Glück zugeteilt bekommen haben, aber natürlich hat er sich mit dieser Meinung immer bei den Heileurythmikerinnen und den Kinesiologen unbeliebt gemacht.)

Der Hepp war wieder im Kreisverkehr und hat nachgedacht. Fünfte oder sechste Runde schon. Die ersten zwei Runden immer Warmfahren. Die zählen eigentlich nicht mit. Ab Runde drei fängt das Nachdenken an, weil erst ab Runde drei wird dir klar, dass du sehr viele Möglichkeiten hast. Obwohl, in den ganz modernen Kreisverkehren sind es manchmal nur noch vier oder sogar nur noch drei, und eine davon ist ja die, wo du herkommst. Der Hepp hat sich gedacht, wenn sie irgendwann wegen einer EU-Norm beschließen, auch bei Geradeausstraßen Kreisverkehre mit zwei Richtungen einzubauen, also die, wo ich herkomme, und die, wo ich hinfahre, dann suche ich mir ein anderes Hobby. Oder ich kaufe mir ein Auto ganz ohne Lenkung und fahre einfach geradeaus weiter. Weil das könnte gut sein, wenn sie demnächst ganz Europa verkreisverkehrt haben, dann gehen ihnen die Kreuzungen aus, und dann bekommen sie Angst, dass die ganzen Kreisverkehrkreiselkünstler arbeitslos werden und Sozialhilfeempfänger, und dann erfinden sie schnell neue Kreisverkehrgelegenheiten. Kreisverkehr auf Autobahnen, Kreisverkehrpflicht in Waschstraßen oder in meiner Garage. Aber auf solche Scheinlösungen würde er sich nicht einlassen, der Hepp, weil es gibt manches Mal Sachen, die suggerieren dir die Freiheit der Wahl, aber in Wirklichkeit gibt es nur eine Option. Kreisverkehr mit zwei Richtungen zum Beispiel. Oder Schule. Und da war der Hepp schon bei der achten Runde: Kinder müssen schon verdammt viel aushalten. Neunte Runde: Wenn wir schon bei den runden Sachen sind, wie ist das denn mit den Betroffenheitsrunden im Fernsehen, wo man immer ganz besonders viel Beifall vom zwanglos zusammengewürfelten Studiopublikum bekommt, wenn man sagt, arme Kinder, die können sich doch nicht wehren, sind doch so hilflos und zerbrechlich, sind so kleine Hände? Das ist schon auch alles in Ordnung, aber andererseits, wenn die Kinder nicht viel, sehr viel aushalten würden, dann wäre die Menschheit schon lange ausgestorben. Die halten ja viel mehr aus, als man denkt, oft viel zu viel.

Runde zehn. Der Hepp hat zum Beispiel mal einen Jungen behandelt, den hat der Vater nachmittags immer ein, zwei Stunden in den Schrank gesperrt, als Migränetherapie, aber eben nicht der Bub, sondern der Vater selber hat Migräne gehabt, und da war das halt für den Vater die beste Therapie, die Migräneursache wegzusperren, und das hat der Bub nach dreieinhalb Jahren mal seiner Lehrerin erzählt, weil er beim Schullandheim immer wieder im Schrank gehockt ist, und da haben sie zuerst gedacht, der Vittorio, ein kleiner Münchhausenbaron, ein lustiger Geselle, der Vittorio, was der immer für lustige Lügengeschichten erfindet, bis der Vittorio gesagt hat, nein, ohne Scheiß, das ist wirklich wahr, fragen

Sie meine Schwester. Aber die haben sie dann gar nicht mehr fragen können, das hat aber der Vittorio da noch nicht gewusst, weil die Schwester hatte der Vater genau an dem Tag, als sie sie fragen wollten, einfach totgeschlagen, auch wegen Migräne.

So ist das nämlich in der Kinderpsychiatrie, und da hat der Hepp schon arg Mühe gehabt, wenn ihm mal wieder so ein Spezialist bei der Podiumsdiskussion gesagt hat, die Kinder sind heute verweichlicht, werden gehätschelt und mit dem Porsche Cayenne in die Grundschule gefahren, und früher hat man sich die Knie blutig geschrammt beim Spielen draußen, und da gab es noch keinen Sprühverband und keine Kinderkrankenschwestern, sondern da hast du als Kind froh sein können, wenn dir dein Vater am Abend nicht den Arsch versohlt hat wegen deinen blutigen Knien. Da hat der Hepp dann gedacht, wenn einer so redet, dann könnt er glatt mit dem Vater vom Vittorio eine Interessengemeinschaft gründen, nur der Vater vom Vittorio halt Migräniker und der mit den blutigen Knien Zyniker.

Aber apropos Knie, elfte Runde: Manchmal würde man sich ja wirklich wünschen, dass sie früher in die Knie gehen, die Kinder, dass die spontan richtig krank werden, als hätten sie die große „Vernachlässigt"-Tafel oder das „Gequält"-, „Im Stich gelassen"-, „Angefixt"- oder das „Ungewollt"- oder eben das „Nackt-fotografiert"-Schild um den Hals hängen, und die schmalen Lederkordeln schneiden tief von hinten in die kleinen Kinderhälse, weil die Tafeln haben sie extra so schwer wie Röntgenbleischürzen gemacht und riesig, sodass alle sehen müssen, wie groß die Not ist; ganz ehrlich, wenn die nicht so viel aushalten würden, dann weiß ich nicht, wer all diese Schilder ertragen würde. Wahrscheinlich sind wir Erwachsenen ja noch richtig froh drum, dass die Kinder schön stillhalten und ohne Schilder rumlaufen. Weil wenn du das umrechnest, dann hockt in jeder Schulklasse mindestens ein Mädchen, das Sachen erlebt wie die Lydia, oder ein Junge, oder beides.

Aber wenn du im Betroffenheitsfernsehen sagst, diese Kinder sollten möglichst frühzeitig bleischürzenschwere Tafeln um den Hals hängen haben, damit es auch jeder sieht, dann schneidet es der Betroffenheitsbeauftragte im Fernsehen eigenhändig raus, oder wenn er grad Betroffenheitsurlaub hat, dann senden sie es aus Versehen, und am nächsten Tag sagt dir der Systemadministrator, dass sie die Größe von deinem Mail-postfach vervierfachen mussten, und das, obwohl die Mails mit „Kinderquäler“ und „Kopf ab“ schon automatisch bei den Junk-Mails gelandet sind. Weil die Leute wollen einen auch gerne ein bisschen missverstehen.

So Sachen hat der Hepp gedacht, und eigentlich hat er gar nicht realisiert, wie er dann doch irgendwann eine Ausfahrt genommen hat, vielleicht weil er den Drehschwindel nicht mehr ausgehalten hat, und da ist er an der richtigen Ausfahrt raus, weil im Prinzip sogar Zahnarzt besser als Drehschwindel, und wie der Norman gefragt hat: „Lokale Betäubung oder Ketanest?“, da hat der Hepp gesagt: „Ich brauche heute nichts, Norman. Ich muss es heute ohne versuchen.“ Das war dem Hepp seine persönliche Bleischürze des Tages.

21

Eigentlich hat der Hepp das erst richtig realisiert, als der Zöllner ihn nach den Ausweisen gefragt hat, da hat er gewusst, mein Ausweis ist in meiner Brieftasche, aber wieso verlangt er „die" Ausweise? Und da hat er nach rechts geschaut, und die Claudia hat ihren Ausweis hingestreckt, und der Zöllner hat so spitz gelächelt, Vater und Tochter sind das also nicht, na ja, geht mich ja nichts an.

Der Hepp war halt schon ein Spezialist für Sachenmachen, ohne genau zu wissen, was man macht. Sie kennen das auch, dass Sie einen Vanille-Sahne-Joghurt in Ihrem Einkaufswagen finden, den haben Sie unmöglich selber hineingeräumt, und dann legen Sie ihn schnell an der Kasse zu den Traubenzuckern und Kaugummis, da liegt eh schon ein Weichkäse. Aber in Wirklichkeit haben Sie ihn natürlich schon selber in Ihren Einkaufswagen gelegt, weil Sie nämlich an dem Kühlregal vorbeigekommen sind, und da stand: „Jetzt zwanzig Prozent mehr zum halben Preis." Und da hat Ihre Hand zugelangt, weil so was kann ja kein normaler Mensch so schnell durchrechnen, ob das jetzt weniger kostet als früher oder vielleicht sogar mehr, und der Verstand war sowieso bereits beim Frischkäse provençal. Ob Sie das jetzt Ablenkung nennen oder ob der Psychiater sagt, klarer Fall von Dissoziation, egal, es passiert jedenfalls.

Klar, es ist schon etwas anderes, ob man, ohne es genau zu wissen, mit einem Mal mit der Claudia auf einem österreichischen Hotelparkplatz steht oder ob man versehentlich den Müllsack in den Keller statt auf die Straße gestellt hat, aber der Hepp war ja auch wegen der Lydia ein bisschen woanders mit den Gedanken. Die Claudia hat während der ganzen Fahrt nichts gesagt, wahrscheinlich weil der Hepp auch nichts gesagt hat, aber wenn man genau geschaut hat, so wie der Zöllner, dann hat man gesehen, dass die Claudia zufrieden war. Eigentlich hat man gar nicht so genau schauen müssen, weil die Claudia hat gestrahlt wie eine frisch verliebte Vierzehnjährige, jetzt mit dem Doktor ins Wochenende nach Österreich, wie cool ist das denn!

Die Caroline hatte vor zwei Wochen ein schönes Wochenende mit ihrer sogenannten Freundin in den Bergen verbracht, und da hat sie gesagt, ihr macht es nichts aus, wenn er mit seinem Kollegen auch mal ein Wochenende in die Berge fährt, und sie hat ein bisschen bedeutungsvoll mit den Augen gezwinkert, fast wie der Zöllner. Jetzt war halt auch wieder ein Doppelzimmer reserviert, und da hat der Hepp seinen „Kollegen" Claudia eingeladen mitzukommen.

Ob das eine gute Idee war, das ist eine andere Frage, aber wenn Sie den Vanille-Sahne-Joghurt mit heimnehmen, dann wissen Sie ja auch erst nachher, ob das jetzt eine gute Idee war, meistens ja schon, schön süß ist er auf alle Fälle, und wenn man ihn bei den Kaugummis an der Kasse heimlich liegen lässt, wird er nur alt und schlecht, also sicher mitnehmen und mal probieren, das schadet ja niemandem, immerhin ist sie ja freiwillig mitgekommen, die Claudia.

Für den Hepp hat sich das dann auch bald mal gelohnt, dass er den sogenannten Kollegen mitgenommen hat, aber nicht in erster Linie herrentechnisch, sondern weil die Claudia viel geschickter war wegen ihrem Praktikum im Behindertenheim, da hat sie einen ganz besonders guten Zugang zu den Behinderten gehabt, und der Benni hat sie immer so am Arm gestreichelt und hat sie angelächelt, und dann hat er gesagt: „Omamamaschwester", das hat jedenfalls der Hepp so verstanden.

Dem Benni ging es hier richtig gut, das hat die Claudia schnell gespürt, und sie hat mit dem Benni noch einen Ausflug gemacht nach draußen, und der Hepp hat mit dem Heimleiter gesprochen, dem Holtzinger, und der hat nur Bestes berichten können über die Familie: Die Großmutter schaut regelmäßig vorbei, und der Herr

Polizeipräsident kommt mit seiner Familie immer in den Ferien und auch mal zwischendurch. Aber warum der Benni so behindert ist, meine Güte, das hat natürlich niemand sagen können. Das kann man ja bei den wenigsten Behinderten wirklich genau sagen, weil zu viel gesoffen, Strafe Gottes, Laune der Natur, da haben die Leute ja alle möglichen Ideen.

Wie der Benni mit der Claudia wieder zurückgekommen ist, da waren beide ganz glücklich, weil draußen hatten sie die Schmetterlinge beobachtet und ein wenig auf den See geschaut, und da hat der Hepp gedacht, ich kann ihn ja einfach mal fragen, ob er seine Schwester mag. Und der Benni hat gesagt: „Lydiamamaschwester." Und dann hat er die Claudia wieder so am Arm gehalten, da hat der Hepp einen Kloß im Hals bekommen.

Weil natürlich kann man mit Behinderten Psychotherapie machen, er selber halt nicht, aber was der Benni da gesagt hatte, das hat den Hepp berührt, weil „Lydiamamaschwester" ist natürlich das, was die Lydia ihm erzählt hatte, ihm, dem Hepp – und ihm, dem Benni. Das hat der Benni genau richtig verstanden: Wenn der Papa die Ebenen nicht so recht auseinanderhalten kann, dann ist die Lydia mal die Schwester, aber im nächsten Moment dann halt das, was die Mama sonst ist, nämlich die Partnerin vom Papa. „Lydiamamaschwester".

Und da hat der Hepp plötzlich ganz viel verstanden. Die Claudia nicht, aber das war egal, die Claudia war ja auch nur der Vanille-Sahne-Joghurt des Wochenendes.

Die Vanille-Sahne-Claudia hat dem Hepp genau zugehört, als er am Abend erzählt hat, und sie hat auch echt versucht, das alles zu verstehen, aber es ist halt schon etwas anderes, ob du mit dem Kilian ins Wochenende fährst oder mit der Claudia. Eigentlich hat der Hepp das ja gerngehabt, wenn ihn jemand bewundert und seine Geschichten interessant findet. Aber nur Bewunderung, da war der Hepp nicht so recht eitel genug, und da hat er für einen Moment gedacht, ein Dreibettzimmer wäre auch nicht schlecht gewesen, Kilian dabei, aber dann wäre Claudia vielleicht nur Vanille und nicht Vanille-Sahne.

Andererseits sind die Antworten ja oft im Erzähler selber, und indem man eine Sache erzählt, wird einem mit einem Schlag etwas klar. Da ist es fast schon egal, ob einem die kommunikativ eher minimalistisch möblierte Sportstudentin gegenübersitzt, auch wenn die Steffi vom Kilian schon viel gelernt hatte, wie man auch noch andere Fragen als die mit den W-Fragewörtern formulieren kann, oder die Claudia, die noch von niemandem so richtig viel gelernt hatte, aber andere Qualitäten mitgebracht hat, oder Kilian, „the brain", oder der über allem thronende Psychoanalytiker, der gar nichts sagt, und das ist ja auch eine Methode: nix sagen.

Da musst du ja selber die Antwort sagen, weil da kannst du warten, bis der Freud wieder aufersteht, der wird seinen Mund halten, der Analytiker, da weiß man oft gar nicht so recht, ob sie einem da heimlich einen arbeitslosen Taubstummen an die Couch gesetzt haben, wenigstens atmet er, sonst käme man noch auf ganz andere Fantasien, was da oben sitzt.

Wahrscheinlich hat der Hepp nur deshalb erzählt, weil er wusste, im Erzählen wird er selber die Antworten finden. Und er hat viel erzählt, fast ein bisschen arg viel, weil er nämlich aus dem Wirkungsbereich des Gnomenreichs heraus war, hier in Österreich. Natürlich gilt die Schweigepflicht auch in Österreich, aber es ist ja oft so, dass die Leute es mit den Regeln nicht mehr so ganz genau nehmen, wenn sie erst mal im Ausland sind – zum Beispiel Falschparken in Südfrankreich („Die schicken den Strafzettel eh nicht zu uns heim") oder Herrenvergnügungsausflug vom Kegelklub nach Pattaya.

Jetzt hat der Hepp also der Claudia erzählt und erzählt, und sie hat ihm zugehört, obwohl sie ziemlich müde war und einen Morbus

Fiat gehabt hat, Kopfweh vom Rütteln und von diesen wahnsinnigen akustischen Fahrgastraumimmissionen, aber sie hat zugehört, und einmal hat sie „Ah, ja“ gesagt, und das war jetzt wahrscheinlich auch kein Zufall, dass das genau an der Stelle war, als der Hepp ihr erzählt hat, dass der Holtzinger gesagt hat, die Oma vom Benni ist das letzte Mal vorgestern da gewesen, und sie hat einen neuen Schlafanzug für den Benni gebracht, um den man sie gebeten hat, und sie hätte noch erzählt, dass die Lydia in der Klinik sei.

Eben da hat die Claudia „Ah, ja“ gesagt, und das war etwa so, wie wenn der Kilian gefragt hätte: „War es das, was du mir erzählen wolltest?“, oder wenn der Psychoanalytiker wieder mal nichts gesagt hätte. Da hat der Hepp eine kleine Pause machen müssen, und dann hat er einen Schluck vom Kräutertee genommen, und dann hat er gesagt: „Aber das passt ja überhaupt nicht. Das passt ja vorne und hinten nicht mit der Oma.“

Wie der Hepp beim Frühstück wieder mit der Oma von der Lydia angefangen hat, die könne doch nicht dement sein und den Schlafanzug nicht vergessen und so, da hat die Claudia doch zum ersten Mal ein bisschen murren müssen, weil sie wahrscheinlich andere Vorstellungen von einem Wochenende in Tirol mit dem Hepp gehabt hat, aber dazu war sie halt noch zu jung, und wenn man so jung ist, denkt man noch, ach, Schmetterlinge, Alpenwiesen, Hüttenkäse, Schlagobers, schnackseln. Aber der Hepp hat gesagt, er fährt heute mal in das Dorf von der Oma, weil dement ist die ja wohl nicht, und vor allem: Wenn sie vorgestern beim Benni war, dann war sie vorgestern wohl nicht in Thailand. Wer weiß, wahrscheinlich sitzt die Oma zu Hause und der Herr Polizeipräsident ist alleine nach Thailand.

Die Claudia hat genickt, weil immer gut, wenn du einem wie dem Hepp zustimmst, auch wenn du es nicht so ganz verstanden hast und auch wenn es dich überhaupt nicht interessiert. Aber wie der

Hepp dann gesagt hat, er will sich mal ein bisschen in dem Dorf von der Oma umschauen, es macht ihm aber nichts, wenn die Claudia den Tag über im Wellnessbereich im Hotel bleibt, sie soll es doch genießen, morgen müssen wir schon zurück, sie darf natürlich gerne mit, aber er glaubt, sie hat mehr davon, viel mehr sogar, wenn nicht, da hat die Claudia mit dem Nicken aufgehört. Weil sie war jetzt stimmungsmäßig so, wie wenn sie tatsächlich einen Tag beim Traubenzucker und den Kaugummis an der Kasse gelegen hätte, da war der Vanille-Sahne-Joghurt fast schon ein bisschen gekippt.

Jetzt wäre es schön, wenn man sagen könnte, der Hepp hatte auf der Fahrt in das kleine Tiroler Dorf seine Ruhe, aber deine Ruhe hast du in einem Fiat nicht mal, wenn mit dir vier Psychoanalytiker im Auto sitzen. Aber gut, es hat den Hepp nicht so sehr gestört, weil er war eh so mit Lenken beschäftigt, dass ihm gar nicht aufgefallen ist, dass die Claudia nicht neben ihm sitzt, aber ihm war ja auf der Fahrt bis zur Grenze auch nicht aufgefallen, dass sie neben ihm sitzt. Komisch, der Hepp.

Jetzt hier in den Bergen war der Hepp wieder froh, dass er eben doch kein Auto ohne Lenkung gekauft hat aus Trotz wegen der EU-Kreisverkehrsverordnung, weil im Gebirge ohne Lenkung schwierig, wenn es nicht gleichzeitig auch noch fliegen kann. Aber eben nicht wegen Kreisverkehr, so weit sind sie in den Bergregionen noch nicht, dass sie in die Pässe schon schöne Kreisverkehre hineinasphaltieren, sondern wegen richtigen Kurven. Der Hepp war richtig erleichtert, dass es auf dem Weg in das Bergdorf keinen Kreisverkehr gab, weil er hätte gar nicht gewusst, was er alles nachdenken soll, wenn er wieder zwölf, dreizehn Mal durch den Kreisverkehr rotieren muss. Weil für einmal war dem Hepp klar, was er denken sollte, also sozusagen die Ausfahrt klar, bevor er überhaupt in den Kreisverkehr eingebogen sein würde. Und wenn dir so klar ist, wo du rausfahren musst, dann sind zwölf, dreizehn

Extrarunden eine echte Plackerei. Das kann man ein bisschen vergleichen mit den Depressiven, die zwölf, dreizehn, viertausend Mal das Gleiche denken, obwohl sie eigentlich schon wissen, was sie eigentlich denken sollten.

Die haben aber gestaunt, die Dorfleute, wie der Hepp seinen Fiat auf dem Parkplatz vor dem „Goldenen Kranz" abgestellt hat, weil sie natürlich alle Subaru und Range Rover und Mercedes-Geländewagen, nur der Hepp Metallhaufen.

Jetzt wie kommt man da weiter, hat er sich gefragt, und da war es halt gut, dass er mit der Caroline früher so Bergfilme angeschaut hat, da hat er gewusst, wie die Bergler funktionieren. Da musst du dich in den „Goldenen Kranz" setzen, und dann kommen die wie die Fliegen an den gerösteten Bauernspeck und sind neugierig auf dich und fangen an zu fragen, und dann kannst du zurückfragen, dann zahlst du eine Runde, und dann ist das Böcklein erlegt.

Die Fliegen sind also wirklich gekommen, haufenweise, ganze Kuhstallbesatzungen, aber die haben nichts gefragt, und die paar Dorfleute, die haben nur aufgehört zu reden und komisch zum Hepp hingeschaut, aber keiner ist gekommen. Der Hepp hat an das Sprichwort gedacht mit dem Hund und der Salami, aber es ist ihm nicht mehr recht eingefallen, und es ist ihm auch nicht eingefallen, von wem es war, und jetzt hat er darüber so lange nachgedacht, dass er gar nicht gemerkt hat, dass die Wirtin etwas an ihn hingesprochen hatte, das hätte er aber auch nicht verstanden, wenn er gerade nicht beim Hund mit der Salami gewesen wäre, weil sehr, sehr viele Ou- und Oa-Wörter, und da hat der Hepp sich erinnert, dass man einfach sein Skript durchziehen soll, wenn man den anderen nicht versteht. Das hatte er aber sicher nicht bei der Rogers-Therapieausbildung gelernt. Er hat aber gar keine Zeit gehabt, darüber nachzudenken, wo er denn das schon wieder herhatte, vielleicht hatte er es einfach bei seinen Lehrern in der

Schule abgeschaut, gut möglich, jedenfalls hat der Hepp die Wirtin gefragt, ob sie denn die Oma von der Lydia kennt. Die Wirtin hat ganz erstaunt geschaut, aber wahrscheinlich nur, weil in dem Hepp seiner Frage so wenig Ous und Oas vorkamen, das war sie gar nicht gewohnt, dass es Sätze ganz ohne Ou und Oa gibt, und sie hat etwas gesagt, was der Hepp wieder nicht verstanden hat, und dann hat sie gestikuliert, was der Hepp auch nicht verstanden hat, weil im Gebirge sind auch die Gesten anders als unten im Tal, und dann hat sie einen Rechnungsbetrag genannt, den hat der Hepp natürlich auch nicht verstanden, aber er hat halt mal zwanzig Euro gegeben und richtig gestaunt, wie wenig da von der Berglerin zurückkommt, insgesamt. Das heißt, es kam schon einiges zurück, aber im Wesentlichen Ous und Oas, aber jedenfalls erstaunlich wenig Eus und Ros.

Da ist es schon ein Vorteil, wenn du Kinderpsychiater bist, weil mit den Erwachsenen hat er es offenbar nicht ganz so geschickt können wie mit den Kindern, der Hepp, und es war natürlich gut, dass draußen vor dem „Goldenen Kranz“ gerade drei Kinder den Rost vom Radkasten von seinem Fiat mit so Stangen abgeschlagen haben, das rieselte wie die reinste Schneekugel, da hatten die Kinder schon viel Freude. Und der Hepp auch, weil alles, was er nicht mehr mit nach Hause fahren muss, erleichtert ihn, und kurz hat er sogar gedacht, apropos Ballast, vielleicht fahr ich direkt heim, gar nicht übers Hotel.

Nur, man muss glaub schon mal klarstellen, dass nicht einfach alle Kinder tolle Kinder sind, nur weil sie so schön vor dem „Goldenen Kranz“ miteinander spielen, Kinder sind halt auch oft blöd, nur, wenn du das sagst, dann klatscht das Studiopublikum sicher nicht, keine Chance, obwohl alle dasselbe denken.

Ist ja egal, hat der Hepp sich gesagt, wie du mit der Dorfjugend in Kontakt kommst, da nehme ich die Radkastensache als Aufhänger, und schon ist das Böcklein erlegt. Und er hat das geschickt gemacht mit den Bergkindern, weil die sind gar nicht davongerannt, als er gerufen hat „He“, sondern sie haben ihn angeschaut wie das Reh, das meistens ein bisschen zu lange braucht mit dem Abchecken, ob das jetzt eine super Situation ist oder eher schwierig, wenn nachts auf der Straße so zwei Leuchtkugeln auf dich zukommen.

Die Kinder sind erst davongesprungen, als der Hepp gerufen hat: „Ich möchte euch mal was fragen.“ Da sind sie dann davon, und was sie gerufen haben, das hat der Hepp auch nicht verstanden, warum, das können Sie sich schon denken, weil der Ou- und Oa-Wortschatz wird ja schon früh angelegt. Da hatten sie ihm in der Kinderpsychiater-Ausbildung halt kein Seminar angeboten, „Im Kontakt mit dem Bergkind“, und wenn, dann hätte er es wahrscheinlich eh geschwänzt.

Da hat sich der Hepp gedacht, wenn alle hier so sind und wenn der Herr Polizeipräsident von hier stammt, dann verstehe ich wenigstens, warum sich die hübsche Frau Polizeipräsident mit dem Gnom Wolf eingelassen hat, weil natürlich hat der Hepp als Familientherapeut schon gewusst, dass die einen Leute ihr Leben eher so zusammenbasteln wie eine barocke Gartenanlage, die anderen eher Kaninchenstall und manche halt Verkehrsübungsplatz. Das Spannende ist ja, dass die meisten Leben dann doch irgendwie gut gehen oder zumindest so, dass sie keinen größeren Schaden für Dritte verursachen.

Das konnte man für den Verkehrsübungsplatz von Lydias Eltern jetzt aber auch bei wohlwollender Interpretation nicht mehr erwarten. Das war das Letzte, was der Hepp gedacht hat, bevor er gedacht hat: Was mach ich da eigentlich? Das macht kein Kinderpsychiater der Welt! Und natürlich hätten Sie das Buch schon lange weggelegt, Ihrem barocken Landschaftsgärtner oder je nachdem Ihrer -gärtnerin einen Gutenachtkuss gegeben oder im anderen

Fall Ihrem Kaninchenzüchter, und dann wären Sie aus Protest gegen das unrealistische Heppbuch heute schon um neun ins Bett gegangen, wenn es Sie nicht interessieren würde, was passiert ist, als der Hepp an der Türklingel von Lydias Oma geklingelt hat.

Der Hepp kein Kriminaler, aber ähnlich, gut, keine Fingerabdrücke, aber schon auch Sinneseindrücke. Weil in einem Bergdorf mit komischen Bewohnern eine Oma finden, das ist nicht ganz so einfach, zumindest wenn es eine ganz spezielle Oma sein soll, sonst schon, haufenweise, fast so viele wie Fliegen im „Goldenen Kranz". In dem Fall aber war es einfach für den Hepp: Über dem Haus von Lydias Oma war eine blinkende Werbetafel, und darauf stand: „Lydias Oma – Auskünfte aller Art zu der komischen Heppgeschichte".

Jetzt wäre es ja wirklich spannend, zu wissen, wie viele jetzt noch weitergelesen haben und wie viele Kaninchenzüchter und Landschaftsgärtner jetzt gerade den Gutenachtkuss bekommen haben. Natürlich stimmt das mit der Leuchtreklame nicht, ein bisschen mehr Spürsinn hat das Leben dem Hepp schon abgerungen, aber so viel auch wieder nicht, weil das Auto vom Herrn Polizeipräsident hat ja noch schlechter in die Berglandschaft gepasst als das Löchergefährt vom Hepp, und jetzt heißen zwar in Österreich 85 Prozent der Bevölkerung Leitner, aber Polizeipräsidentenauto plus Lydianachname, da hat der Hepp davon ausgehen dürfen, dass das das richtige Haus ist und dass er nicht befürchten muss, dass ihm schon wieder jemand einen Haufen Ou und Oa um die Ohren lautiert, wenn er höflich nachfragt, ob gnä' Frau bittschön die Frau Großmutter von der Lydia ist.

Und dann im Prinzip alles wie erwartet: Die Oma hat dem Hepp die Tür aufgemacht, und wie der Hepp sich vorgestellt hat, hat er schnell gemerkt, so wie die Oma kognitiv ausgestattet ist, wäre sie wohl von den thailändischen Pflegerinnen glatt wieder zurückgeschickt worden, weil mangelhafte Exportprodukte darf man zurückschicken, und Lydias Oma war klar mangelhaft, also mangelhaft dement.

Weil als der Hepp gesagt hat, dass er der Psychiater von der Lydia ist, da hat die Großmutter sich schnell hinsetzen müssen, und wenn sie jetzt eine echte Kandidatin für den thailändischen Markt gewesen wäre, dann hätte sie vielleicht gesagt: „Schön, dass du kommst. Es ist schon so, dass die Formen von den Interessierten wirklich zutreffen, speziell die Kinder, und wenn in den Schubladen nur noch Geld liegt, wird das ein Kampf mit gleichen Veränderungen."

Der Hepp hat gedacht, also entweder Teleportation, aber die gibt es nicht einmal bei den Polydonen, und die Polydonen gibt es ja sowieso nur beim Ficus-Fighter, und Thailand-Bergdorf, das ist schon eine Strecke, da würde auch der Einstein sagen, außer mit Lichtgeschwindigkeit fällt ihm jetzt gerade nichts ein, wie die Oma das in den sechs Sekunden zwischen Klingeln und Türöffnen bewältigen könnte. Oder die Mutter von der Lydia meint mit „längere Reise nach Thailand" einen Zwei-Tage-Trip, und die Oma ist schon wieder zurück. Oder die Oma halt doch die ganze Zeit zu Hause im Bergdorf. Das ist ja das Wahrscheinlichste, objektiv gesehen. Dann ist der Herr Polizeipräsident also wirklich alleine auf der „längeren Reise".

Die Oma von der Lydia hat sich auf ihre Treppe gesetzt, und dann hat sie lange nichts gesagt und nachdenklich ins Tal hinuntergeschaut, und dann hat sie noch mal nichts gesagt, und da war sich der Hepp plötzlich nicht mehr so sicher, ob jetzt irgendjemand die Oma abgeschaltet hat, oder vielleicht ist sie auch Psychoanalytikerin, immerhin Österreich hier.

Geatmet hat sie wenigstens, aber immer wieder hat sie geseufzt, und der Hepp ist danebengestanden, und die Dorfjugend stand auch irgendwo rum, gar nicht so weit weg, wie man in der Stadt weit weg stehen würde, weil das muss zehn, zwanzig Minuten so gegangen sein, das ist schon ein Ereignis, wenn die Frau Leitner so lange nichts sagt, weil sonst immer eine von denen, die überall mitreden, aber gar nicht mal unangenehm, höchstens ein bisserl zu gescheit. Da sind die Blumen, die der Hepp in der Hand gehalten hat, schon fast Kompost gewesen und die Dorfjugend schon erwachsen, als die Frau Leitner aufgeschaut hat zum Hepp und gesagt hat, der Hepp soll doch reinkommen, und die Dorfjugend hat sich dann halt wieder um dem Hepp seinen Fiat gekümmert, der war jetzt währenddessen auch wieder ein gutes Stück weitergerostet.

Dreiundachtzig war die Leitnerin, und von der Demenz so weit entfernt wie die Lydia von einem künstlichen Hüftgelenk oder wie die Claudia von zufrieden. Eine hübsche Frau, hat der Hepp gedacht, würdevoll, stolz, und er hat die Leitnerin angeschaut und überlegt, der Herr Polizeipräsident hat sich halt seine Frau auch nicht zufällig ausgesucht, weil Ähnlichkeit. Das gibt es manchmal, dass du aus Versehen die Maria heiratest, und drei Jahre später fällt dir auf, ui, meine Mamamutti heißt ja Marianne. Da kann man halt die Prägung nicht immer leugnen. Und wenn der Vater gerne geistige Getränke konsumiert hat, dann sagst du dir, sicher will ich keinen Alkoholiker, aber eines Tages schaust du mal, was du dir da neben dich auf die Couch geheiratet hast, und dann erschrickst du, weil da sitzt er. Und der Polizeipräsident, der hatte sich eben eine Frau rausgesucht, die so ein bisschen was von seiner Mutter gehabt hat, vielleicht das Würdevolle und die Nase.

Die Leitnerin hat dem Hepp ein Glas Wasser eingeschenkt, und irgendwie ist das Wasser genauso langsam in das Glas geflossen, wie die Leitnerin gesprochen hat; aber auch würdevoll, weil Wasser kann auch würdevoll in ein Glas fließen in der modernen

Literatur. Sie hat gesagt, sie will dem Hepp jetzt alles erzählen, er muss es wissen, weil die Lydia soll es besser haben. Und der Hepp hat sich so gefühlt, wie du dich manches Mal als Kinderpsychiater fühlst, wenn du weißt, die Eltern werden nie richtig Eltern für dein Therapiekind sein können, also zumindest nicht so, wie es sich das Kind wünschen würde oder dürfte, und das Kind wird immer eine Lücke haben, und dann geht es halt in der Therapie darum, wie man mit dieser Lücke trotzdem ein toller Mensch werden und sein kann, weil ich, der kleine Hepp, ich kann diese Lücke nie, aber gar nie füllen.

Wie nachher dann die Polizei gekommen ist, da hat der Hepp das alles gar nicht erzählt, sondern nur das Letzte, was dann passiert ist. Aber das davor, das hat der Hepp mit dem Rest von seinem Fiat ins Tal genommen. Und der Claudia hätte er es auch nicht erzählt, selbst wenn sie nicht abgereist wäre, weil so junge Dinger, die sollen noch glauben dürfen, dass das Leben es prinzipiell gut mit uns meint.

22

„Wie meinst du das, Paul, keine Steffigeschichte? Was ist mit dir los?“

Und da hat der Hepp gemerkt, dass seine Augen so aufquellen von innen heraus wie bei so einem Angorakaninchen mit Schilddrüsenüberfunktion und dass sein Stützunterhemd (weil der Hepp hat nicht recht Zeit für Sport gehabt, da hat er sich so ein straffes Stützunterhemd gekauft – wegen der Claudia auch) den ganzen Heppbewegungsapparat nicht recht stabilisieren kann, und der Kilian hat das gemerkt, und er hat den Hepp noch gehalten, weil sonst wäre der ohne Stellreflexe einfach auf den alten Flokati vom Kilian gesunken.

„Paul, was ist denn mit dir los? Du kommst mitten in der Nacht oder am frühen Morgen hier an, völlig übermüdet, und heulst mir meinen schönen Teppich voll? Alter, ist was mit dir und Caroline? Oder hast du was von deinen Jugendlichen zum Rauchen bekommen?“

„Kilian, ich muss dir jetzt einfach was erzählen. Ich brauche nichts von dir außer deinem Ohr. Du musst nichts fragen, nichts beantworten, nichts ergänzen, ich möchte einfach erzählen.“

„Okay. Aber du weißt schon, normalerweise würde das auch eine Steffigeschichte kosten. Aber so wie du daherkommst, du kranker Vogel, will ich eh keine Geschichte von dir hören.“

„1950, da hat die Leitnerin ihren Sohn bekommen. Sie war so um die zwanzig, ich glaub sogar jünger, neunzehn. Ihre Eltern hatten damals eine Pension in ihrem Dorf, dort oben in den Bergen, wo ich war. Da hat sie halt einen Gast kennen gelernt, der kam aus England, und so schnell, wie er gekommen war, war er wieder weg. Sie hat das Kind alleine großgezogen, mit ihren Eltern. Und dann sind die Eltern über Nacht abgehauen, einfach weg, und sie haben sie sitzen lassen, mit dem Kind und der Pension. Da hat sie die Pension halt alleine weitergeführt."

„Das gibts ja nicht."

„Kilian, werd du mal Psychiater, dann weißt du: Das gibt es alles und noch mehr. Zum Vater von dem Jungen hatten sie nie Kontakt, und weißt du, Kilian, das ist wichtig, die Jungs brauchen ihre Väter, schon ganz früh, um zu sehen, die Mama gehört nicht mir, und dann auch zum Streiten um die Mama."

„Ödipus ..."

„Ja, so ähnlich. Aber der Vater war nicht da, und ich glaube, der Junge hat gemerkt, er muss weg, er muss raus, sonst wird er nie frei. Ich meine, ich war dort, Kilian, da oben gibt es keine Freiheit, nur nach oben hin, zum Himmel, weißt du? Und aus lauter Angst vor der Freiheit nach oben hat man eine riesige Kirche in das Dorf gestellt, damit der Zugang nach oben auch schön kontrolliert ist. Na ja, egal. Der Junge jedenfalls wollte raus, aber eigentlich auch schön bei der Mama und in der Dorfordnung bleiben. Als dann die Studentenproteste waren, da ist er nach Deutschland, da hat er die Schule fertig gemacht, da war er achtzehn, und dann hat er Jura studiert."

„Da haben wir es wieder mit der Ordnung."

„Ja. Und mit einer Art väterlichem Prinzip. Der war sicher voll hin- und hergerissen zwischen Aufbruch und Tradition. Natürlich war er bei den Studentenprotesten auf der anderen Seite: Die Leitnerin hat gesagt, er hat gewettert, er will eine Gegenbewegung gründen, mit dem linken Gesindel und den Geschichtsverzerrern aufräumen.

Weißt du, was ich glaube? Ich glaube, sie war sehr enttäuscht, dass nicht nur der Engländer und ihre Eltern, sondern jetzt auch noch ihr eigener Sohn sie hat sitzen lassen. Ich meine, immer wieder sitzen gelassen werden ..."

„... da kannst du mitfühlen."

„Nicht direkt, bei mir war es ja immer andersrum. Aber glaub mir, ich habe mich bei allen vier-, fünfhundert Frauen immer schuldig gefühlt.

Sie ist dann wohl ins Tal gezogen, in die Stadt, weil eigentlich wollte sie, dass ihr Sohn mal die Pension übernimmt, und als der weg war, da hat sie die Pension aufgegeben.

Und kaum war sie in Innsbruck, das muss so 1970 gewesen sein, kommt der Sohn wieder zu ihr. Das gibt es ja, diese Kinder, die die elterlichen Aufträge nicht befriedigen, die haben dann ein derart schlechtes Gewissen, dass sie ihr Leben lang versuchen, es wieder gut zu machen, selbst wenn die Eltern dann gestorben sind, arbeiten die die Schuld noch ab, dass sie versagt haben."

„Kann ich mir vorstellen. Hat die alte Frau das so gesagt?"

„Die Leitnerin? Nein, natürlich nicht. Sie hat gesagt, er habe genug gehabt vom Widerstand gegen den Widerstand, die hätten ihn als Ewiggestrigen und Reaktionär beschimpft und ihm Postkarten von Braunau in den Briefkasten geworfen und gesagt, er soll doch zurück in sein braunes Heimatreich. Ist ja auch egal, wahrscheinlich war er sogar froh um diese äußere Motivation für die Rückkehr. Das ist ja, wie wenn man froh ist, wenn der Sohn endlich groß genug ist für seine erste Modelleisenbahn. Also wenns nach mir ginge, würde ich nicht einen ganzen Sonntag lang am Trafo stehen und Miniaturzüge über eine Sperrholzplatte fahren lassen, aber mein Sohn hat doch so Freud dran. Na ja."

Der Kilian ist auf seinem Restpostensessel gesessen und hat einen Schluck Weißwein genommen.

„Wieso haben die dir eigentlich Weißwein geschenkt und nicht roten?"

„Weil ich einen Roten nur beim Vortrag über Hämaturie bekommen würde. Da bin ich aber noch weniger Spezialist als bei Enuresis."

„Hämaturie? Blut im Pipi?"

„Korrekt, Kilian. Magst du weiterhören?"

„Nein, eigentlich nicht. Aber dann heulst du mir wieder den Flokati voll, also mach halt."

„Also, der kommt zurück zur Mutter und studiert in Innsbruck weiter. Und kaum ist er da, haut die Mutter plötzlich ab, über Nacht. Sie ist fast ein halbes Jahr weg, er hat keine Ahnung, warum sie weg ist und wo sie ist."

„Und wo ist sie?"

„In England. Sie sucht den Typ, den Vater."

„Die kommen aber auch nicht von ihrer Geschichte los ..."

„Ja, ich meine, du ja auch nicht. Den Flokati hast du schon damals gehabt."

„Stimmt. Und soll ich dir was sagen? Der hat auch schon Besseres erlebt als deine Heulerei."

„Ich mags mir nicht vorstellen, Kilian, ich mags mir nicht vorstellen."

„Ist es das, was du mir erzählen wolltest?"

„Ja, das wars."

„Wie, echt jetzt?"

„Ja, echt."

„Wahnsinn, solche Geschichten. Und?"

„Kein und."

„Ja, du, also da würde ich also auch mindestens drei Flokatis tränken, echt."

„Nein, das war ja noch nicht alles. Aber es wird jetzt unangenehm, weißt du."

„Na ja, unangenehmer als das mit der Plastikmuschi wird es kaum."

„Doch. Doch, Kilian."

Und da hat der Kilian gemerkt, der Hepp hat irgendwie spontan den ganzen Alkohol verdunstet, den er getrunken hatte, so nüchtern war der Hepp, und traurig auch, und gute Freunde wissen ja immer, wann fertig lustig ist.

„Okay, Paul, erzähl."

„Also, die Mutter kommt zurück, als wäre nichts gewesen. Er fragt, wo warst du? Und sie: Ich habe einen Auftrag gehabt."

„Wie, Auftrag?"

„Kommt noch. Jedenfalls zieht er dann nach zwei Jahren in Österreich wieder nach Deutschland und studiert dort fertig."

„Also die beiden halten es wohl kaum ohne einander aus, aber noch weniger miteinander."

„Gibt es. Viele Leute wiederholen ihre Geschichte wieder und wieder – und sogar die Geschichte ihrer Großeltern. Und die von den Urgroßeltern auch gleich noch mit. Oder die Geschichte ihrer Geschichte."

„Die Geschichte ihrer Geschichte?"

„Ja, aber das verstehst du nicht, weil du nur ein Geograf bist und nichts vom Kreisverkehr weißt."

„Kreisverkehr? Dein Kreisverkehr?"

„Nein, anders. Das wirst du gleich verstehen, Landvermesser."

„Kreisverkehr. Hm. Trink noch ein Glas, Paul. Du hast viel Flüssigkeit verloren auf meinem Flokati."

„In vino veritas – im Weinen liegt die Wahrheit."

„Puh, schlecht, Paul, schlecht."

Pause.

„Jura?"

„Wie, Jura?"

„Er hat Jura weiterstudiert?"

„Ja, das gibt ja ein bisschen Halt, oder? Und in den Semesterferien ist er in Innsbruck und hilft der Mutter."

„Bei was?"

„Die hat, kurz nachdem er weg war, ein Pflegekind angenommen von einer jungen Frau im gleichen Quartier. Drogenkonsumentin, Siebzigerjahre. Die ist dann wohl auch bald gestorben. Und da hat man der Leitnerin das Kind zugesprochen. So hat sie das jedenfalls erzählt."

„Und was hat er geholfen?“

„Keine Ahnung. Jedenfalls hat er fertig studiert und dann hat er Karriere gemacht, und wie er um die vierzig war, da hat er sich in das Pflegekind verliebt.“

„Wie?“

„Na ja, das Mädchen war ja auch älter geworden, und als sie neunzehn war, hat er sich in sie verliebt. Das gibt es doch. Hast du dich noch nie in eine jüngere Frau verliebt?“

„Nein, ich hab mich eh noch nie verliebt.“

„Ja, manche Menschen sind halt realistisch und schützen sich vor Enttäuschungen. Jedenfalls hat er die junge Frau mitgenommen und sofort geheiratet.“

„Sie war neunzehn?“

„Ja und offenbar sehr verliebt.“

„Ist das alles erfunden?“

„So hat es mir die Leitnerin erzählt. Keine Ahnung, ob es erfunden ist.“

„Erzähl weiter.“

„Also, sie studiert irgendwie Sozialarbeit, und mit zweiundzwanzig ist sie fertig und arbeitet in so einer Frauenberatungsstelle. Zwei, drei Jahre, und dann wird sie schwanger – und ihr Sohn kommt zur Welt, Benni, und er ist behindert.“

„Denen bleibt auch nichts erspart.“

„Ja, und dann hat seine Mutter versucht, sich umzubringen.“

„Also die Oma von Benni? In Österreich?“

„Ja, aber sie hat es überlebt.“

„Und warum hat sie es versucht?“

„Schuldgefühle.“

„Schuldgefühle?“

„Ja, komisch, oder? Oder nicht komisch. Weil bei Inzestkindern ist das Risiko halt vierzig, fünfzig Prozent, dass sie behindert sind.“

„Was erzählst du da, Paul? Ist das wirklich Weißwein oder so komisches Psychozeug?"

„Kilian ..."

„Okay, lass mich nachdenken. Es ist vier Uhr morgens, für gewöhnlich schlafen wir Denker da, um unsere leeren Speicher an Weisheit wieder aufzuladen. Da hast dus halt gut, da reicht ein gewöhnlicher Drei-Sekunden-Schlaf alle drei, vier Wochen. Also: Inzestkinder, sagst du? Die Mutter und der Vater von Benni sind Geschwister? Sie haben die gleichen Eltern. Also hat die Leitnerin in England doch den Typ wiedergefunden?"

„Nein, sie sind Halbgeschwister."

„Okay, gleiche Mutter?"

„Ja, exakt."

„Aber verschiedene Väter?"

„Ja, weil er kann ja unmöglich sein eigener Vater sein."

„Wie jetzt?"

„Also, Kilian: Sein Vater kann er nicht sein, aber ihrer ja schon, oder?"

„Die junge Frau war gar kein Pflegekind, und sie hat ihren eigenen Vater geheiratet?"

„Bingo. Denk mal nach, warum die Leitnerin wohl nach England gegangen ist. Über ein halbes Jahr."

„Sie hat das Kind von ihrem Sohn zur Welt gebracht?"

„Exakt, Kilian. Kreisverkehr."

„Unfassbar."

„–"

„Und weiß sie es?"

„Wer? Meine Patientin?"

„Nein, die Mutter von deiner Patientin."

„Dass sie die Tochter von ihrem Mann ist?"

„Ja. Und auch noch seine Schwester."

„Nein, bis heute nicht."

23

Als die Leitnerin alles erzählt hatte, da hat sie wieder lange geschwiegen, und der Hepp hat gemerkt, sie atmet noch, aber bei sich selbst war er nicht so ganz sicher. Erst als seine Hand zu dem Wasserglas gegriffen hat, hat er gemerkt, der Hepp ist offenbar noch am Leben. Aber das Wasser war weg, vielleicht verdunstet, weil die Leitnerin hatte ohne Unterbrechung mehrere Wochen am Stück erzählt. So hat es sich jedenfalls angefühlt für den Hepp. Obwohl es nicht einmal zwei Stunden waren. Manchmal dehnt sich die Zeit in einem aus, und manchmal schrumpft sie zusammen, das kommt ganz drauf an.

Als sie fertig war, hat die Leitnerin gesagt, sie muss kurz in den Keller, eine Flasche Wasser holen, und sie ist aufgestanden und in den Keller runter.

Da hat der Hepp viel Zeit gehabt zum Nachdenken. Es gibt keine Zufälle, hat er gedacht. Das ist immer ein guter Anfang zum Nachdenken, das können Sie sich merken. Da ringt einer sein Leben lang um Ordnung und um Kontrolle, er studiert extra Jura, schön ordentlich, und dann wird er auch noch der oberste Ordnungshüter, und trotzdem will und will es nicht gelingen mit der Ordnung.

Wahrscheinlich hätte es nicht mal mehr gebracht, wenn er der oberste Grenzwächter geworden wäre, weil dass er es sich mit den Grenzen schwer gemacht hat, das ist das eine, aber dass er es den anderen mit den Grenzen schwer gemacht hat, vor allem der Lydia, aber auch seiner Frau und Halbschwester, vielleicht auch seiner Mutter, das kann man zwar leugnen, aber tief in sich wissen die Leute das, dass sie es nicht besonders glücklich anstellen. So wie die Großmutter ja auch, die hat der Lydia doch damals die Schulden beglichen von der Strafe bei der Jugendanwaltschaft, das ist ja nicht einfach ein zufälliges schönes Geschenk für die Enkelin, aber da kannst du dein Leben lang Schulden begleichen, die Schuld wirst du halt nicht los. Und wenn ich mir vorstelle, hat der Hepp noch überlegt, was der Herr Polizeipräsident jetzt wohl alleine in Thailand macht, dann – ich weiß auch nicht.

Das hat der Hepp alles gedacht, als es still geworden war, und er hat die Leitnerin die Holzstufen hinuntersteigen gehört.

Manche Menschen merken ja, wenn das, was sie sich als ihre Wahrheit zusammengezimmert haben, wenn ihr persönlicher Verkehrsübungsplatz oder Kaninchenstall zusammenbröselt. Und dann gibt es zwei Sorten von Menschen. Die einen gehen auf die Flucht, Thailand zum Beispiel oder Alkohol oder beides, da bekommst du es nicht mehr so direkt mit, wie alles hinter dir zusammenfällt und wie alle merken, du hast sie jahrelang angelogen, den Benni oder deine Ehefrau und Halbschwester, und die Lydia, die hast du nicht nur angelogen, sondern auch noch angefingert und für immer verletzt. Das sind die einen, die hauen ab. Jetzt die anderen, die gehen dann in den Keller und knipsen das Licht aus. Der Hepp hat sich gedacht, die Leitnerin und ihr Sohn haben das gut aufgeteilt: Sie Keller, er Thailand, aber da lag der Hepp halt halb falsch, weil beide Keller.

Aber zuerst hat der Hepp noch etwas anderes denken müssen. Es müssen nämlich schätzungsweise siebenhundert Holzstufen in den Leitner-Keller gewesen sein, so schien es dem Hepp, weil das Geklacker von der alten Leitnerin hat nicht aufhören wollen. Da hat der Hepp einen Haufen Zeit gehabt zum verschiedene Sachen denken. In Wirklichkeit waren es natürlich nur sechzehn Stufen, aber der Hepp hat gar nicht gemerkt, wie schnell er gerade am Denken ist, rasend schnell.

Omamamaschwester, hatte der Benni gesagt. Das ist ja schon verwirrend, wenn du den gleichen Papa hast wie deine Mutter. Ob das jetzt Verkehrsübungsplatz ist oder vielleicht doch eher Geisterbahn, da kann man ja drüber streiten. Und ob die Lydia wirklich froh sein konnte, dass ihre Eltern nicht Verwandte waren, das ist halt auch ziemlich Trostpreis.

Man muss ja immer die Dinge positiv sehen, das bringen sie dir bei, wenn du Therapeut wirst, aber gell, eigentlich ist es auch egal, ob man zu dem, der einen anfasst, nur Papa sagt oder ob er auch der Papa ist. Immerhin war die Großmutter jetzt wirklich die Großmutter, nur eben nicht väterlicherseits, sondern mütterlicherseits, und ihre richtige Papaoma hat die Lydia gar nicht kennen gelernt. Das wäre ja auch komisch gewesen, wenn sie der Lydia die Mutter vom Gnom vorgestellt hätten, einfach so, weil die wenigsten Kinder lernen die Mutter vom Anwalt ihrer Eltern kennen. Aber die Lydia hatte jedenfalls eine Oma, und man kann ja wirklich auch sagen, Hauptsache, Oma.

Obwohl, so viel hatte die Lydia davon gar nicht mehr. Weil nach dem Schuss, unten im Keller, da hat der Hepp gewusst, jetzt hat die Lydia eh keine Oma mehr.

Und als er den zweiten Schuss gehört hat, da hat sich der Hepp denken können, wo der Herr Polizeipräsident die ganze Zeit gewesen war, eben nicht so richtig in Thailand, sondern der Polizeipräsident eben auch eher Kellertypus – und jetzt hat die Lydia auch keinen „So-ähnlich-wie-Vater“ mehr gehabt.

Epilog

„Was tun wir hier, Paul?“

„Richtige Frage. Und? Was tun wir?“

„Wir fahren im Kreis.“

„Genauer?“

„Wir fahren in einem Kreisverkehr.“

„Exakt.“

„Aber wozu, was soll das?“

„Weil ich dir etwas zeigen muss.“

„Diese bescheuerte Kreiselkunst? Ein riesiger Bleistift mit einem Wasserhahn daran? Ist es das, was du mir zeigen wolltest?“

„Nein. Etwas anderes. Beziehungsweise nicht nur zeigen. Eigentlich erzählen. Ich muss dir vor allem etwas erzählen.“

„Ok, bleib mal stehen. Oder hat dein Dings, wie nennt man das, nennt man das beim Fiat auch Auto, hat dein Auto keine Bremsen?“

„Es hat, wenn auch nicht so, wie man das erwarten würde. Aber Kreisverkehr macht ein Problem.“

„Hä?“

„Ja, man kann nicht einfach anhalten. Da hinten kommen laufend andere, und die wollen auch ihre Runden drehen. Oder Halbrunden. Oder Achtelrunden. Es geht immer weiter in einem Kreisverkehr. Da kann man nicht stehen bleiben.“

„Okay, dann fahr raus, mir wird langsam schlecht.“

„Aber du hast mir das zum Geburtstag geschenkt. Ein Nachmittag, an dem ich alleine das Programm bestimmen darf.“

„Paul, ich habe ja nicht ahnen können, wie pervers du bist.“

„Plastikmuschi, Plastikmuschi.“

„Plastikmuschi?“

„Kilian, jemand, der sich an John Locke erinnert, der vergisst doch seine Plastikmuschi nicht." Sonst müsste der Kilian halt ein paar Seiten zurückblättern.

„Ach so, ja. Aber das war vor vielen Jahren, du Idiot."

„Ich meine ja nur wegen pervers. Liegt sie immer noch hinter der Voltaire-Ausgabe?"

„War es das, was du mir erzählen wolltest? Fahr raus. Ich kotz dir gleich ins Handschuhfach."

Handschuhfach, hat der Hepp gedacht. Wer hat eigentlich Handschuhe im Handschuhfach? Und warum? Aber rausgefahren ist er nicht. Siebzehnte Runde etwa. Nicht sehr schnell, aber für Fiatverhältnisse schon sehr knapp an der Leistungsgrenze.

„Du Exfreund, warum fährst du nicht raus?"

Achtzehn, neunzehn. Der Hepp klar im Vorteil, weil jahrelanges Training. Der Hepp hatte schon mindestens sechs Kreiselkunstwerke über- oder umrundet. Monströse Teebeutel, einen Bär aus Buchsbaum, drei Stangen, neun Stangen, sechs Stangen und einen Metallklumpen, aber das war sein Fiat gewesen, weil einmal beim Umrunden eingeschlafen.

Der Kilian eigentlich kunstbegeistert, aber heute ausnahmsweise nicht, sondern eher Rotationsnystagmus, müssen Sie aber nicht nachlesen, was das ist.

„Paul, ist das...?"

„Kilian, hör auf zu jammern. Ich will dir doch was zeigen."

„Ok, ich habs gesehen. Super. Können wir jetzt raus?"

„Wo, du hast mir nicht gesagt, wo."

„Wie wo?"

„Welche Ausfahrt? Es hat hier sechs Ausfahrten."

„Die nächste, egal. Die nächste."

Und der Hepp ist die nächste Ausfahrt rausgefahren, und das hat für ihn jetzt sehr gut gepasst, von dem her, was er dem Kilian erzählen wollte. Das hätte der Kilian nicht besser wählen können.

Sie sind bis ans Ende der seltsamen Sackgasse gefahren, ein Wertstoffhof, wo sie so altes Zeug sammeln, das noch was wert ist, also da hat der Hepp jetzt um seinen Fiat keine Angst haben müssen, und vor dem Wertstoffhof haben sie angehalten. Der Kilian hat so ein bisschen gewürgt, aber es gibt ja so Situationen, wo einem sein Brechzentrum allein schon aus Stolz verbietet zu kotzen, damit man nicht alles hergibt beispielsweise oder nicht alles aus sich rausholt, egal, wie man das jetzt verstehen soll.

Eigentlich hätte der Kilian schon Lust gehabt, dem Hepp in den Wagen zu erbrechen, aber die ganze Sache war ihm irgendwie doch suspekt, und er hat nicht so recht gewusst, was sein Freund sich noch so alles in seinem kranken Hirn ausgedacht hat. Heute war ihm alles zuzutrauen, und darum hat er seinen Ärger zusammen mit dem Kuchenstück vom Nachmittag wieder runtergeschluckt.

Aber der Hepp halt Psychiater, und die merken immer, wenn du Ärger runterschluckst, weil da wirst du in den Ausbildungsinstituten abgerichtet wie ein Windhund auf den Dummyhasen. Und der Hepp wollte ja, dass sich der Kilian ärgert.

„Du ärgerst dich, Kilian."

„Nein, alles ok. Ich ärgere mich überhaupt nicht. Es ist dein Geburtstag, und ich war schon auf schlechteren Geburtstagspartys. Nicht viele, aber eine sicher. Vielleicht."

„Gut, dass du so ein ehrlicher Freund bist."

„Paul, worum geht es?"

„Kilian, ich brauche jemanden, der mir zuhört. Und der mir nicht sagt, wie ich mich fühlen soll. Jemanden, der mir keine Fragen stellt, die ich nicht beantworten kann. Ich brauche jemanden, der das, was ich erzähle, aushält. Jemanden, der nicht wertet. Davon gibt es nicht so viele, jedenfalls nicht in meinem Umfeld. Ehrlich gesagt nur Caroline, aber da ist es etwas anderes. Und dich. Sonst niemanden. Und ich will das gerne erzählen."

„Klasse, dass du mich dafür in die absolut richtige Stimmung gefahren hast. Du weißt halt einfach, wie man Freunde behandelt."

„Es gehörte dazu. Du wirst sehen."

Der Kilian hat nichts gesagt, der Hepp hat nichts gesagt, nur der Fiat hat geknirscht, aber Fiat knirscht eh immer, sobald jemand hinschaut.

„Ich möchte mir etwas wünschen."

„Mir schwant Übles."

„Nein, es ist ganz einfach für dich. Ich wünsche mir nur, dass du einfach zuhörst und mich nicht unterbrichst. Das wäre..."

„Hab ich dich jemals unterbrochen?"

„Nie."

Und der Hepp hat das Handschuhfach aufgemacht, und da wäre es wirklich schade um den Primitivo Puglia gewesen und die zwei Plastikbecher, die der Hepp da hineingetan hatte, wenn der Kilian da den Geburtstagskuchen deponiert hätte vor lauter Kreisverkehrsnystagmus.

„Du hast sogar meinen Lieblingswein gekauft? Vielleicht bist du ja doch ein Freund."

„Ja, ich war im Discounter und habe gefragt, welches der billigste Rotwein in der Flasche ist, den sie haben, also kein Tütenwein, ich lass mich ja nicht lumpen, und ja, dann habe ich den zweitbilligsten genommen, weil ich ja weiß, dass du ein Genießer bist und sicher nicht Low-Budget-Alkoholiker. Und vom Namen her hat er auch so schön zu dir gepasst."

Der Kilian hat eingeschenkt, Schraubverschluss, klar, und sie haben mit den Plastikbecherchen angestoßen, und der Kilian hat seine Gurte gelöst und gesagt: „Worum geht es?"

„Du erinnerst dich an das Mädchen, das sich mir auf den Schoß gesetzt hat, damals, das, was in der Zeitung stand, und nachher die Sache mit Österreich, wo sich der Vater, der gar nicht der Vater war, erschossen hat und davor seine Mutter, die war aber die

Großmutter mütterlicherseits und eben nicht väterlicherseits von dem Mädchen."

„Lydia."

„Wieso weißt du den Namen?"

„Weil du ihn mir gesagt hast, damals. Das war aber doch vor zehn Jahren, oder?"

„Ok, du erinnerst dich nicht an die Plastikmuschi, aber an Lydia. Seltsame Sache. Ja, es waren nicht ganz zehn, aber sieben."

Jetzt wenn das für Sie ein Problem ist, dass der Hepp dem Kilian damals den Namen gesagt hat, Schweigepflicht, wo kommen wir denn da hin, er kann doch nicht einfach den Namen sagen, dann können wir uns gerne da noch ein bisschen aufhalten, wenn Sie nicht so gerne wollen, dass das Buch bald zu Ende ist, aber ganz ehrlich, Sie wissen den Namen von der Lydia ja auch, und ich weiß jetzt nicht, ob Sie genau wissen, um welche Lydia es genau geht. Und wenn Sie im Rahmen Ihrer Arbeit mal auf eine Lydia stoßen mit ganz genau dieser Geschichte, dann würden Sie sicher denken: Ach, Lydia hieß die eigentlich, im „Kreisverkehr" hat er sie noch Rosana genannt. Jetzt weiß ich das also auch, das hat er wirklich nicht gut anonymisiert.

„Sieben Jahre."

„Ja. Vor sieben Jahren war das, und das mit dem Schoß war vor neun. Damals war Lydia 14. Beziehungsweise dann 16."

Und jetzt ist es dem Hepp richtig schwergefallen, den richtigen Anfang zu finden, obwohl er ihn ja eigentlich schon gefunden hatte. Der Kilian hat sich daran gehalten, dass er nichts gesagt hat und auch nichts gefragt, Kilian halt, da wäre ein Psychoanalytiker der reinste Poetry-Slammer dagegen.

Der Hepp hat schon gewusst, warum er jetzt mit dem Kilian vor dem Wertstoffhof gesessen ist.

„Ich habe damals noch ein, zwei Jahre Lydia regelmäßig gesehen, und dann nach ihrem Abitur hat sie gesagt, sie braucht jetzt keine

Therapie mehr. Ich habe das anders gesehen, aber das bringt ja nichts, wenn nur der Psychiater davon überzeugt ist, dass es gut wäre, wenn die Therapie weitergehen würde.

Lydia ist es überhaupt nicht gut gegangen. Das kann man sich ja denken. Ihre Mutter war depressiv: Ihr Mann hatte seine und damit auch ihre Mutter erschossen und dann sich selbst, und das ganze Familienkartenhaus war zusammengefallen. Lydia hat damals natürlich verstanden, wer wirklich ihr Vater war – und genau der, dieser lausige Anwalt, hat sich nicht einmal jetzt um seine Tochter gekümmert. Ich meine, das wäre doch das Natürlichste der Welt. Aber nein, er hat sich aus jeder Verantwortung gestohlen, er hat einfach den Kontakt zu Lydias Mutter ganz abgebrochen, aber regelmäßig Geld überwiesen. Wie Schweigegeld.

Und dann hat Lydias Mutter versucht, sich das Leben zu nehmen, aber so halbherzig, dass es gar nicht gelingen konnte. Klar, dass das Mädchen damit auch völlig überfordert war. Sie hat nur noch Angst gehabt, dass die Mutter jetzt auch noch abhaut und dass sie ganz ohne jemanden dasitzt. Da war sie siebzehn.

Stell dir das vor, Kilian, du bist siebzehn, deine Mutter hat versucht, sich umzubringen, dein leiblicher Vater kümmert sich einen Dreck um dich, der, von dem du dein ganzes Leben lang gedacht hast, er sei dein Vater, der hat sich und davor deine Großmutter erschossen, dein Bruder, der ja eigentlich nur dein Halbbruder ist, der ist behindert und lebt weit weg – es gibt einfach niemanden mehr. Wie allein.

Aber sie war ja schon seit Jahren eigentlich allein.

Darum das mit dem Kreisverkehr: Die haben das Mädchen unaufhörlich im Kreisverkehr kreiseln lassen, jahrelanger Missbrauch, Familiengeheimnisse, Beziehungsverbote, Leistungsdruck, und sie hat hilflos nach Ausfahrten gesucht. Wenn du selbst bestimmst, wie schnell und wie lange das im Kreisverkehr geht, und wenn sich dein Hirn darauf einstellt, dass es jetzt rund geht, dann macht es dir nichts aus. Ich meine, wir sind zwanzig Mal um diesen dämlichen Bleistift mit Wasserhahn gekurvt, aber nur einer von uns beiden musste danach fast kotzen. Und nur einer von uns beiden ist wütend geworden. Der, der nichts bestimmen konnte, der ausgeliefert war. Und irgendwann habe ich gesagt, du musst mir halt sagen, wo wir raus sollen. Und du hast die super Wahl getroffen: Egal wo, einfach raus. Und jetzt stehen wir beim Schrott und Müll.

Der Kreisverkehr von Lydia ging aber jahrelang, und mit 13, 14 hat sie heimlich eine Ausfahrt genommen und Kiffen angefangen und Drogen verticken. Mit 14! Wie Wertstoffhof, Endstation. Und sie haben sie wieder in ihren perversen Kreisverkehr zurückgeschickt, zu dem habe ich nun auch gehört, weil das der Jugendanwalt so gewollt hat, und alle haben gehofft, sie nimmt dann nach dem Abitur schon eine tolle Ausfahrt, Jurastudium vielleicht, brav und sicher ohne Nebenstraßen und auf alle Fälle geräuschlos. Aber noch während die alle gehofft haben, hat das Mädchen schon wieder eine super Ausfahrt gefunden und sich mir auf den Schoß gesetzt. Was für eine traurige Ausfahrt, oder? Ich weiß, dass du innerlich nickst, Kilian. Aber es ist ja schon traurig genug, wenn du als Jugendliche einen Erwachsenen um Hilfe bitten musst, aber wie traurig ist es erst, wenn er es nicht merkt, was los ist, und du dich ihm auf den Schoß setzen musst, damit endlich etwas passiert.

Dann haben sie schnell die Ausfahrt zu mir verbarrikadiert, weil das viel zu gefährlich war, und das Mädchen zurück in den Kreisverkehr geschickt. Es hat zwei Jahre gebraucht, bis sie wieder einen Schleichweg zu mir gefunden hat. Was für eine Ehre für mich, obwohl ich doch beim ersten Mal so grandios versagt habe.

Aber weißt du, Kilian, den Jugendlichen ist es manchmal gar nicht so wichtig, dass du super erfolgreich bist oder ein extremer Experte, sondern ob du es ernst mit ihnen meinst, ob du sie wirklich liebst, wenn du verstehst, was ich meine. Und ich habe sie wirklich in dem Sinn geliebt. Das klingt jetzt pathetisch, und ich würde das auch nie jemand anderem erzählen als dir oder in einem Buch schreiben. Aber dir kann ich das erzählen. Du weißt, was ich damit meine, und du wirst mir nichts von Überidentifikation antworten oder Abgrenzungsschwierigkeiten oder Strafgesetzbuch, das passt ja alles überhaupt nicht. Darum sitzt auch du hier und niemand anderes."

Der Hepp hat eine Pause gemacht. Und der Kilian Schweigekloster.

Dann hat der Hepp den Motor gestartet, und der Kilian weiter stumm, obwohl ein bisschen unsicher schon, was der Kerl jetzt wieder vorhat, und als der Hepp in den Kreisverkehr ist, hätte er fast sein Schweigegelübde gebrochen oder besser erbrochen, aber dieses Mal nur ein Viertelkreis, und der Hepp ist weitergefahren, und dann hat er den Wagen direkt vor der Uni abgestellt, und der Kilian hat da das erste Mal gedacht, die Geschichte könnte doch gut ausgehen.

Auf der Fußmatte ein kleiner Rotweinsee, zum Glück Fußmatte, weil der Rotwein hätte den Unterboden vom Fiat sonst sekundenschnell durchgeätzt, weil Unterboden vom Fiat sowieso maximal zwei Jahre, wenn nichts dazwischenkommt.

Der Hepp hat wieder angefangen: „Ich habe erwartet, dass sie immer exzessiver kiffen würde. Das hilft ja zum Vergessen. Es macht ja so heillos dumm, dass einen nichts mehr wirklich bekümmert – entweder, weil alles eh lustig ist, oder weil es gar nicht mehr verarbeitet werden kann.

Aber ich war vollkommen erstaunt, sie hat mir zumindest gesagt, sie kifft nicht. Ich hab keine Ahnung, wie sie das geschafft hat. Sie hatte einen Freund, der hat alles Mögliche eingeworfen, aber ich glaube ihr, dass sie abstinent geblieben ist. Vielleicht hat sie ihn das stellvertretend für sie machen lassen, vielleicht hat sie ihn genau dafür gebraucht. Die Psychoanalytiker sagen da Verschiebung dazu. Das kann tatsächlich funktionieren. Du sorgst dafür, dass jemand anderes die Sauereien macht, dann musst du sie nicht machen."

„Jesus."

„Was?"

„Jesus. Das ganze Christentum funktioniert so. Der muss sich ans Kreuz nageln lassen, dann muss ich es nicht – und bekomm sogar als Bonus noch die Sünden vergeben."

„Ja, bisschen so. Stimmt, eigentlich genau so. Also, ihr Freund kifft für sie und sie bleibt sauber. Das geht vielleicht ein Jahr so. Wahrscheinlich hat sie es so überhaupt nur geschafft, ihr Abitur zu machen, also ihr Bonus sozusagen für die Verschiebung. Lydia war ja alles andere als dumm. Dafür ist ihr Freund dumm geworden, ich glaube schon vom Kiffen. Da ist es ihr wenigstens leichter gefallen, ihn zu verlassen. Das ist eine riesige Leistung für eine Jugendliche, die von allen verlassen worden ist, dass die jemanden verlässt. Jedenfalls macht sie ihr Abitur, und dann sagt sie, sie muss weg von hier, raus, sie hält diese Angst nicht aus. Angst, dass die Mutter sich doch umbringt, Angst, dass es noch viel schlimmere Geheimnisse gibt, Angst vor dem nächsten Kreisverkehr, Angst um ihren Bruder, Angst, auch so dumm zu werden, überall Angst, Angst, Angst.

Dann habe ich nichts mehr von ihr gehört. Jahrelang."

Und der Kilian hat gedacht, gut, dass der Hepp das mit dem „jahrelang" so formuliert, dass man schon weiß, es geht noch weiter. Und gut, dass wir vor der Uni stehen. Hätte ja auch Friedhof sein können oder das Rechtsmedizinische Institut von seiner Freundin Lisa. Oder wieder Wertstoffhof. Oder Gefängnis.

„Bis vor einer Woche. Bis vor einer Woche.

Ich habe eine Vorlesung hier an der Uni, seit Jahren, über Kindesmisshandlung, für Sechstsemester Medizin. Und am Ende stellen die Studenten immer Fragen. Und letzte Woche hat sich eine Studentin gemeldet und gefragt: ›Ich hab mal in einem Buch was gelesen, da hat sich eine Jugendliche mitten in der Therapiestunde ihrem Kinderpsychiater auf den Schoß gesetzt. Ich meine, das war nur ein Roman, aber ich wollte Sie fragen, ob Sie sowas auch schon mal erlebt haben und ob das nicht auch ein Zeichen für sexuellen Missbrauch sein könnte. Und vielleicht, wie Sie reagiert haben oder reagieren würden, wenn Ihnen sowas passieren würde?‹„

Der Kilian hat in sich hineingelacht: Ich hab ihm ja damals gesagt, dass sie ihn fressen wird, die Lydia. Aber gesagt hat er nichts.

Und jetzt war die Pause, die der Hepp gemacht hat, endlos, irgendwo zwischen traurig und froh, und das hat der Kilian gemerkt, und er hat sich getraut, zu sagen: „Ich glaube, das war es, was du mir erzählen wolltest."

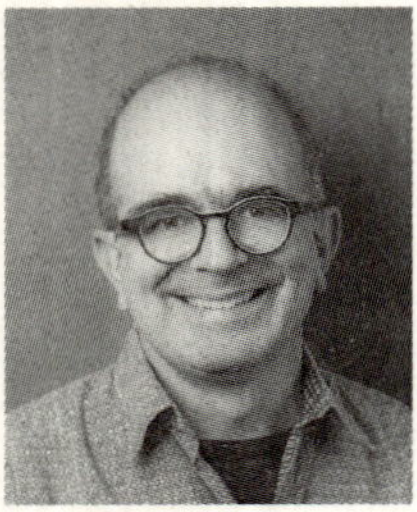

Dr. med. Frank Köhnlein, geb. 1967 in Stuttgart, ist Facharzt für Kinder- und Jugendpsychiatrie und -psychotherapie, seit 2018 mit eigener Praxis.

Nach dem Medizinstudium in Tübingen war er mehrere Jahre in der Erwachsenenpsychiatrie und -psychotherapie am Bodensee und in der Schweiz tätig. Seit 2002 lebt er mit seiner Familie in Basel. Dort war er 16 Jahre lang Oberarzt an der Kinder- und Jugendpsychiatrischen Universitätsklinik. Seine Arbeitsschwerpunkte sind Kinderschutz, Selbstverletzungsverhalten, Humor in der Psychotherapie sowie die Provokative Therapie nach Frank Farrelly.

Neben seiner Tätigkeit in eigener Praxis arbeitet Köhnlein als Hochschuldozent, Supervisor und Fachberater bei Behörden und unterstützt Präventionsprojekte für psychische Gesundheit. Er hält Vorträge und veröffentlicht Fachbeiträge zu verschiedenen Themen aus dem Bereich der Kinder- und Jugendpsychiatrie.

Köhnleins Romane „Vollopfer“ (2013) und „Kreisverkehr“ (2015), die seine Arbeit als Kinder- und Jugendpsychiater widerspiegeln, erzielten in der Schweiz beachtliche Verkaufszahlen und fanden eine breite mediale Aufmerksamkeit.

2022 sind die beiden Titel in einer überarbeiteten und ergänzten Neuauflage gemeinsam mit dem neuesten Roman „Krankmachen“ im Starks-Sture Verlag in Deutschland erschienen.

In einem Interview mit der ZEIT erklärt Köhnlein: „Erfunden ist nichts, was ich schreibe. Schon gar nicht übertrieben. Man kann gar nicht so krude Dinge erfinden, wie die, die sich in der Wirklichkeit ereignen.“

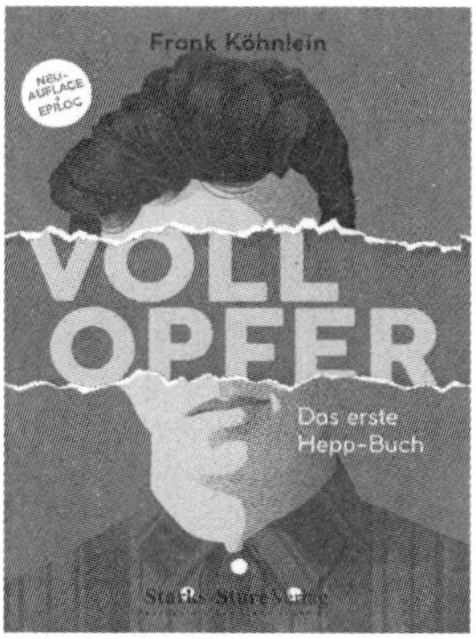

Vollopfer
Das erste Hepp-Buch
Frank Köhnlein, 180 Seiten, ISBN 978-3-939586-33-3

Der Leiter eines Heims für verhaltensauffällige Jugendliche liegt eines Morgens halbtot in der Sauna – mehr Hummer als Mensch. Für die Polizei ist klar: ein Heim voller psychisch kranker Jugendlicher, von denen zwei just in der gleichen Nacht verschwinden – Fall gelöst.

Der Jugendpsychiater Dr. Paul Hepp mag allerdings nicht glauben, dass einer seiner Patienten etwas damit zu tun hat, auch wenn die natürlich schon ein bisschen schräg daherkommen – so wie die Yasmin, die sich halbe Andreasgräben in den Unterarm schnitzt und ihre Finger mit Nylonfäden zusammennäht, oder der autistische Noel. Der Hepp weiß: Ohne etwas von Jugendpsychiatrie zu verstehen, wird man nicht klären können, was wirklich passiert ist und wer hier eigentlich das „Vollopfer" ist.

Köhnlein nimmt uns in einem erfrischend unkonventionellen Sprachstil mit in seinen Alltag als Kinder- und Jugendpsychiater. Sein Romandebut ist nicht nur ein Krimi, sondern zugleich ein Ratgeber, ein Sach- und Erklärbuch über die Welt junger Menschen, mit denen es das Leben nicht immer gut meinte. Und nicht selten lacht man, obwohl man eigentlich weinen könnte.

Frank Köhnlein hat eine Mission: die Eltern mit dem Unfug ihrer Kinder versöhnen. Geschrieben hat er keinen Ratgeber, sondern einen Krimi – oder auch nicht.
TagesWoche

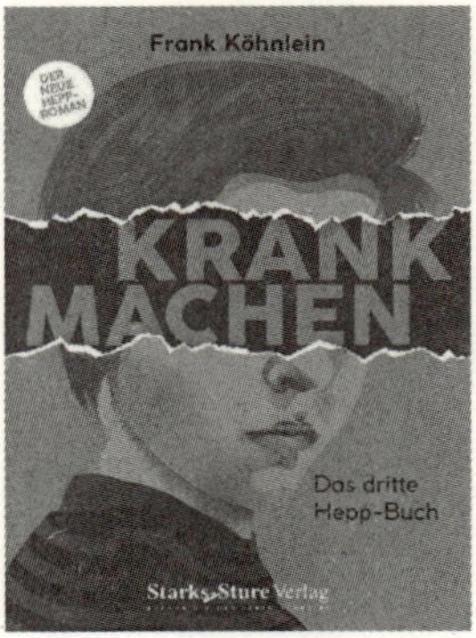

Krankmachen
Das dritte Hepp-Buch
Frank Köhnlein, 264 Seiten, ISBN 978-3-939586-35-7

Als er im Brief vom Kinderarzt „Münchhausen-by-Proxy" liest, ahnt der Kinder- und Jugendpsychiater Dr. Paul Hepp schon, dass das eine schwierige Sache wird. Und da hat er wieder mal recht. Sehr. Kinderpsychiatrie ist ja sowieso nie so ganz einfach.

Aber macht die Mutter von David ihren kleinen Sohn wirklich absichtlich krank? Und warum? Und was hat Hanna, die Kinderärztin, damit zu tun? Aber vor allem: Wird David das überleben?

Frank Köhnlein verdichtet in seinem dritten Roman seine Erfahrungen als Kinderpsychiater im Kinderschutz. Dabei oszilliert die Geschichte von David und seiner Familie zwischen intelligenter Komik und abgründiger Tragik. Mehr noch: Sie geht weit über eine Erzählung hinaus. Köhnlein gelingt es, aus einem Roman ein Sachbuch, einen Ratgeber, vielleicht sogar ein Fachbuch zu machen.

Seine Romanfiguren jedenfalls könnten realistischer nicht sein:
In vielen Familien ist nichts wie es scheint.

Stilistisch ist die Ähnlichkeit der Bücher von Frank Köhnlein mit Haas und seinem Brenner groß, der Ton ähnlich lakonisch. Aber Brenner ist Ermittler. Köhnleins Hepp ist Psychiater. Und der hat eine Botschaft.
Der Sonntag